Claudia Ritter

# SCHLUSS MIT KOPF SCHMERZEN

**Schnelle und effektive Selbsthilfe:**
Wie Sie die häufigsten Beschwerden in den Griff bekommen

# INHALT



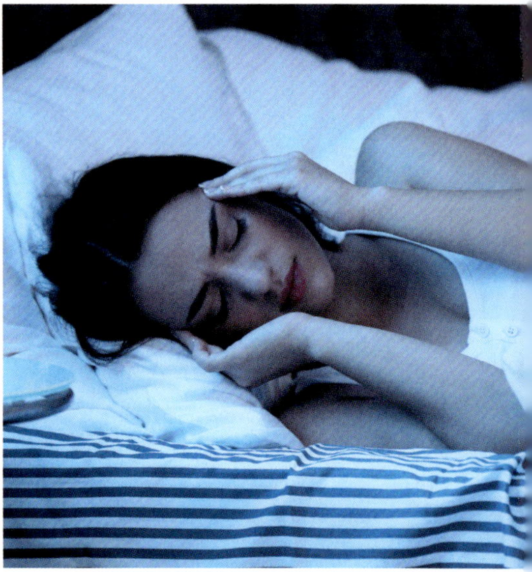

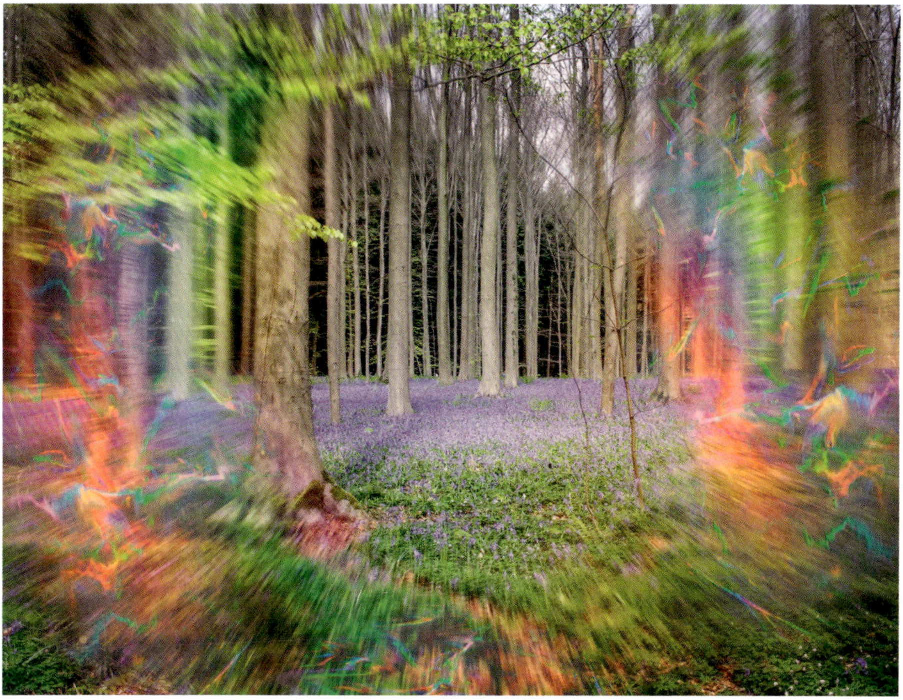

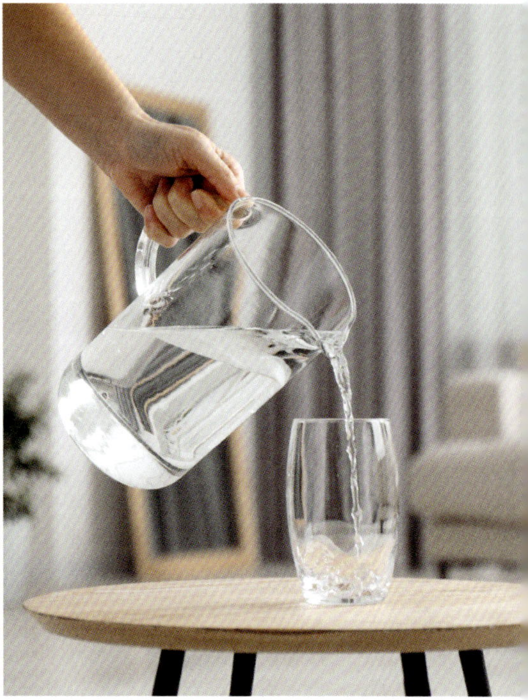

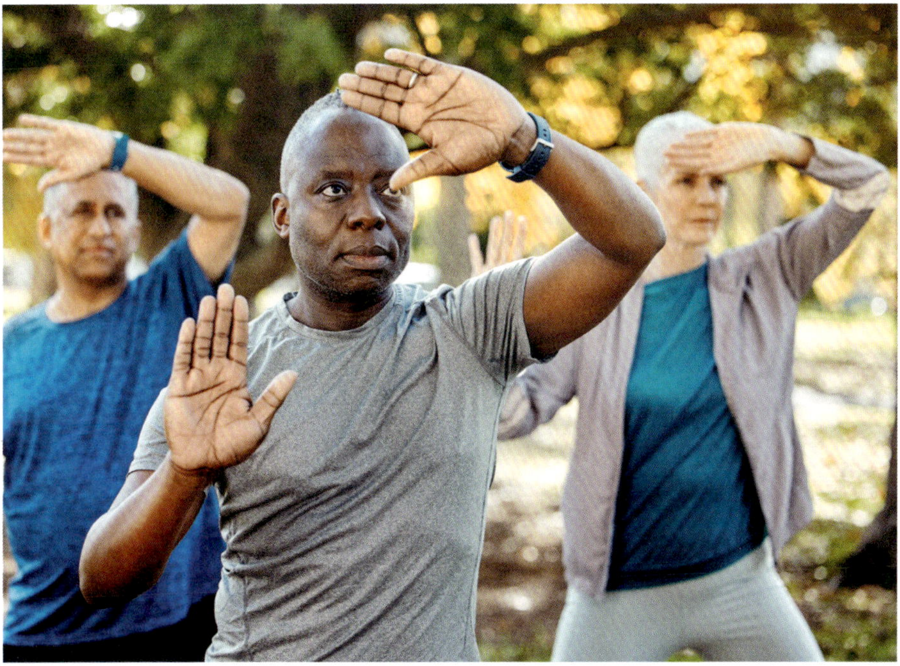

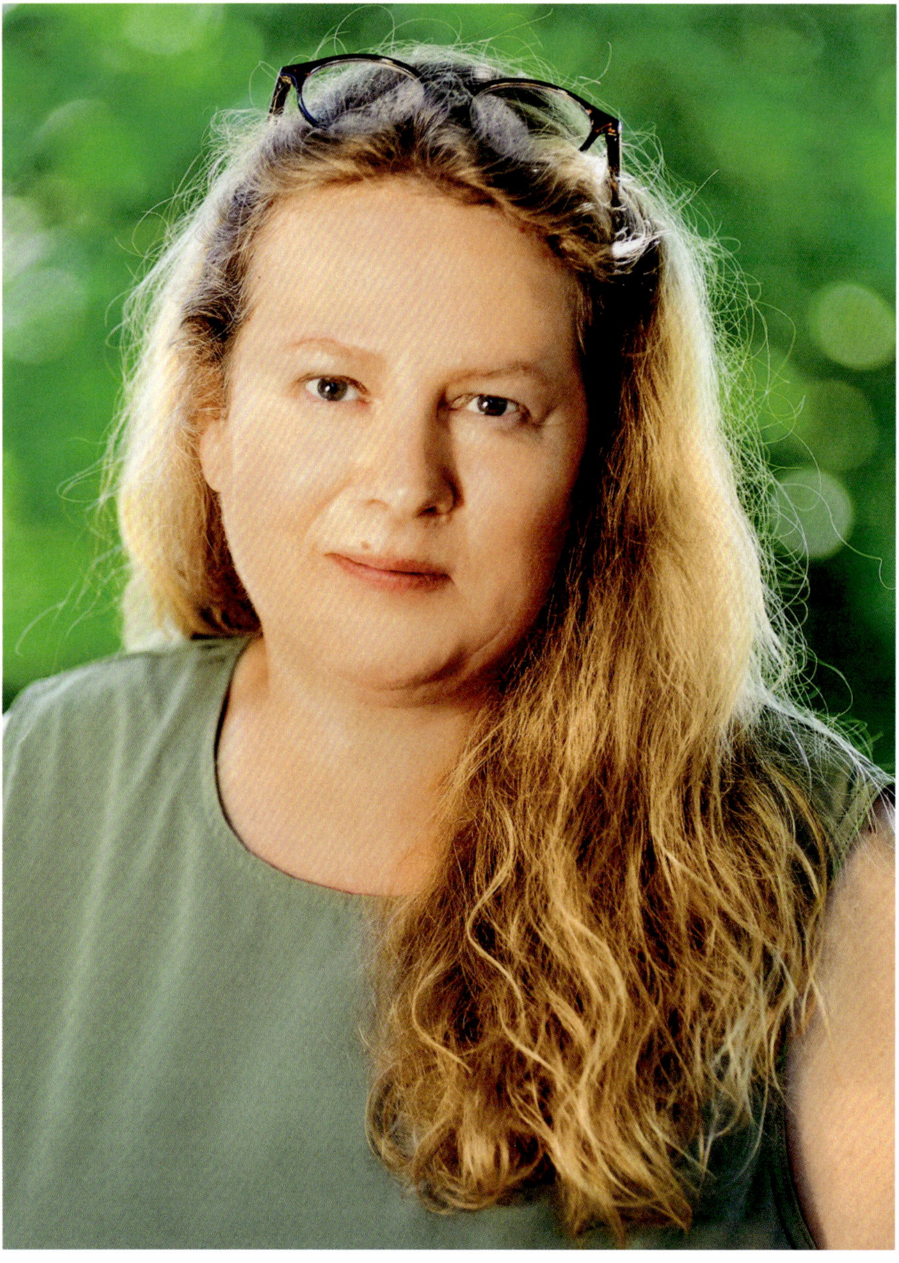

# VORWORT

Kopfschmerzen kennen wir fast alle. Mal sind sie drückend, hämmernd oder ziehend, mal überraschen sie uns anfallartig oder plagen uns über eine längere Zeit – es gibt viele Arten von Kopfschmerzen. Manchmal begleiten sie eine andere Krankheit, manchmal sind sie selbst die Erkrankung. Insbesondere Spannungskopfschmerzen gehören zu den häufigsten gesundheitlichen Beschwerden. Und wer kennt nicht auch den Kopfdruck bei einem Wetterwechsel, während der Menstruation, den Kater nach einer feuchtfröhlichen Party oder eine Migräneattacke?
So lästig Kopfschmerzen auch sein können: Es gibt viele Mittel und Wege, sie wieder loszuwerden oder ihrem Entstehen vorzubeugen. Bisher half Ihnen vielleicht ein Schmerzmittel. Die Angebote der Schulmedizin können bei sehr starken Schmerzen eine wertvolle Hilfe sein. Aber was können Sie selbst Entlastendes tun, um schnell wieder beschwerdefrei zu werden? Dieser Frage widmet sich dieser Ratgeber, aus dem Sie sich die Anwendungen aussuchen können, die zu Ihnen und Ihrem Beschwerdebild passen.
Bei der Selbstbehandlung von Kopfschmerzen und Migräne ist es wichtig, die Ordnung im Körper wiederherzustellen. Dazu eignen sich verschiedene naturheilkundliche Therapieansätze. Als Heilpflanzenexpertin stehen für mich pflanzliche Heilmittel an vorderster Stelle. Die Verwendung von Pflanzen zu Heil- und Arzneizwecken ist viel älter als die Arzneimittel, die wir heute verwenden und die synthetisch in wissenschaftlichen Laboren hergestellt werden. Mehr als sieben Jahrtausende reicht die Praxis dieser alten Wissenschaft zurück.
Heilpflanzenanwendungen kombiniere ich je nach Beschwerdebild mit Vitalstoffen, spezifischen Ernährungstipps, physikalischen Maßnahmen (Auflagen, Kompressen, Wasseranwendungen), Akupressur wie auch Entspannungs- oder Dehnübungen der Muskeln. Mit diesem Paket können Sie Ihre Anfallshäufigkeit und die Ausprägung der Schmerzen deutlich reduzieren oder sie ganz zum Verschwinden bringen.

Nutzen Sie die Ressourcen der Naturheilkunde, um sich vom Kopfschmerz zu befreien!

Alles Gute auf diesem Weg
wünscht Ihnen Ihre

Claudia Ritter

# WIE KOPFSCHMERZEN ENTSTEHEN

Es gibt über 360 verschiedene Arten von Kopfschmerzen und vermutlich ebenso viele Gründe für Kopfschmerzen. Sie alle haben jedoch eines gemeinsam: Immer sind sie ein Warnsignal des Körpers, das uns zeigen soll, dass im Körper irgendein Problem vorliegt.

# DER SCHMERZ ALS SINNVOLLES WARNSIGNAL

Biologisch gesehen sind Schmerzen eine sinnvolle Einrichtung der Natur, denn sie signalisieren, dass etwas im Körper nicht stimmt oder an irgendeiner Stelle Gefahr droht. Deshalb sollte man sie nicht einfach mit Medikamenten „wegdrücken".

## Krankheit oder Symptom?

In unserem Kopf befinden sich Schmerzrezeptoren an den Gefäßwänden der Hirnhaut, das Gehirn selbst ist schmerzunempfindlich. Ein zu starker Druck auf die Hirnhäute und die in ihnen verlaufenden Nervenbahnen lösen die Schmerzen aus.

Die Medizin unterscheidet heute in der Internationalen Kopfschmerzklassifikation (ICHD-3, The International Classification of Headache Disorders) 367 Formen von Kopfschmerzen. Kopfschmerzen kann man grob in zwei große Kategorien einteilen: in primäre und sekundäre Kopfschmerzerkrankungen.

Primäre Kopfschmerzen umfassen mehr als 92 Prozent aller Kopfschmerzen. Sie sind eine Krankheit und kein Symptom anderer Erkrankungen. Beispiele sind der Spannungskopfschmerz, die Migräne und Clusterkopfschmerzen. Was zu primären Kopfschmerzen führt, ist noch nicht eindeutig erforscht. Fest steht nur: Äußere Faktoren begünstigen die primären Kopfschmerzen. Dazu gehören zu intensive Sonneneinwirkung auf den Kopf (Sonnenstich, Hitzschlag), Flüssigkeitsmangel, Stress, Auslassen von Mahlzeiten, Lärm, Wetterumschwung, Hormonschwankungen, Stress, aber auch mechanische Faktoren (Verletzungen des Kopfes, Druck durch einen Helm, Zug durch eine straffe Frisur).

Bei den sekundären Kopfschmerzen sind die Ursachen bekannt. Sie sind eine symptomatische Folge anderer Erkrankungen. Hierzu gehören beispielsweise ein erhöhter Hirndruck (infolge einer Gehirnentzündung oder eines Gehirntumors) oder ein vorangegangenes Schädel-Hirn-Trauma (durch Verletzungen am Kopf, durch eine Gehirnerschütterung). Weitere Beispiele sind Infektionskrankheiten (Erkältung, Grippe, Nasennebenhöhlenentzündung), Bluthochdruck, Sehschwäche (Kurz- und Weitsichtigkeit), Augenkrankheiten, Schlaganfall, Blutarmut sowie Stoffwechselstörungen wie beispielsweise eine Unterzuckerung. Auch die Einnahme von Medikamenten (Hormonpräparaten, Potenzmitteln, Blutdruck- und Herzmitteln) oder ein Übergebrauch an Schmerzmitteln können sekundäre Kopfschmerzen hervorrufen.

# DAS SCHMERZGEDÄCHTNIS

Akute Spannungskopfschmerzen verschwinden oft innerhalb weniger Stunden oder Tage wieder von selbst oder wenn der Auslöser beseitigt ist. Noch ist unklar, warum bei einem Menschen aus einem akuten Schmerz ein chronischer wird, bei einem anderen mit ähnlichem Krankheitsbild nicht.

## Wie entsteht ein Schmerzgedächtnis?

Wenn Kopfschmerzen scheinbar nie enden wollen und sehr häufig auftreten, schränkt dies die Lebensqualität Betroffener stark ein und es besteht die Gefahr der Entstehung eines Schmerzgedächtnisses. Ein chronischer Kopfschmerz liegt nach Definition dann vor, wenn es drei Monate hintereinander an jeweils 15 oder mehr Tagen im Monat zu Kopfschmerzen gekommen ist.

Bei vielen Sinnesreizen, die länger andauern oder immer wiederkehren, stellt sich mit der Zeit eine Gewöhnung ein, die uns vor Reizüberflutung schützt. Dazu ein Beispiel: Wenn man in der Nähe viel befahrener Bahngleise arbeitet oder wohnt, achtet man nach einer Weile nicht mehr auf jeden vorbeifahrenden Zug. Beim Schmerzempfinden aber gibt es einen solchen Gewöhnungseffekt nicht: Anhaltender oder sich wiederholender Schmerz führt nicht zu einer gewöhnungsbedingten Minderung der Schmerzwahrnehmung. Stattdessen kommt es bei vielen Menschen nach anhaltender oder wiederkehrender Schmerzerfahrung zu einer höheren Schmerzempfindlichkeit. Zudem prägt sich diese Erfahrung ein wie eine Gravur und bleibt als Schmerzspur bestehen, denn Nervenzellen lernen schnell. Anders ausgedrückt: Lang anhaltende Schmerzen und somit häufig genutzte Wege der Signalübertragung können

„Spuren" im Gehirn hinterlassen. An diese Spuren erinnert sich der Körper immer wieder, wodurch ein Schmerzgedächtnis entsteht.
Die Nervenzellen verändern ihre Struktur und ihren Stoffwechsel und bilden vermehrt Schmerzrezeptoren. Das führt dazu, dass sie schon bei schwachen Reizen oder ohne Reiz Schmerzsignale an das Gehirn weiterleiten. Der Schmerz ist nun nicht mehr ein nützliches Warnsignal, sondern ist selbst zur Krankheit geworden.

## Kann ein Schmerzgedächtnis gelöscht werden?

Keines der heute zugelassenen Schmerzmittel ist in der Lage, ein bereits entstandenes Schmerzgedächtnis wieder zu löschen. Hat sich bereits ein Schmerzgedächtnis entwickelt, lässt sich das Schmerzempfinden möglicherweise nicht komplett zurückstellen, aber durch gezielte therapeutische Maßnahmen umprogrammieren. Verfestigte Verarbeitungsprogramme im Rückenmark und im Gehirn sollen dadurch ebenfalls durchbrochen werden. Hier sind ganzheitliche Therapieansätze, wie ich sie in diesem Ratgeber vorstelle, gefragt, denn solche Maßnahmen können eine deutliche Minderung an Häufigkeit, Dauer und Intensität der Schmerzen bewirken. Die Folge kann eine maßgebliche Verbesserung der Lebensqualität sein.
Neue Reize wie eine Umstellung des Schmerzmittels (möglich ist ein Umstieg von einem chemischen auf ein pflanzliches Heilmittel), Techniken zur Schmerzbewältigung wie die Akupressur, das Dehnen von Muskelgruppen oder auch Entspannungsübungen sind hier Erfolg versprechende Möglichkeiten. Bei aktiven Übungen und der Akupressur werden zudem körpereigene Schmerzhemmstoffe ausgeschüttet, die sogenannten Endorphine.

# DEM SCHMERZ AUF DER SPUR

Um Ihren Gesundheitszustand festzustellen, sind vor Beginn einer Kopfschmerztherapie eine gründliche Anamnese und weitere Untersuchungen nötig, die Ihr Arzt vornehmen sollte.

## Anamnese – welche Vorgeschichte gibt es?

Im Vordergrund jeder Kopfschmerzabklärung steht die Anamnese. Folgende Punkte sollte Ihr Arzt bzw. Ihre Ärztin klären, um Ihren Gesundheitszustand richtig einschätzen zu können. Dabei helfen Fragen ...

- ... zu der Art Ihrer Schmerzen (zum Beispiel: drückend, pochend/pulsierend, stechend, reißend, elektrisierend),
- ... zu der Dauer Ihrer Schmerzen (Sekunden, Minuten, Stunden, Tage, Monate),
- ... zu der Lokalisation Ihrer Schmerzen (zum Beispiel: ganzer Kopf, halbseitig, hinter dem Auge, Oberkiefer, Stirn),
- ... zu verstärkenden oder abschwächenden Faktoren (zum Beispiel: Lageänderung, Einnahme von Medikamenten, Tageszeiten, Wetter, weiblicher Zyklus),
- ... zu der Schmerzstärke zwischen eins (sehr leicht) und zehn (stärkste vorstellbare Schmerzen) und
- ... zu sonstigen Faktoren wie Ihrer Familienanamnese, Ihrem Lebensstil, der Stresssituation, den Essgewohnheiten und ob es früher schon Episoden mit ähnlichen Beschwerden gab.

## Check-up – körperliche Untersuchungen

In vielen Fällen ist eine körperliche und gegebenenfalls eine neurologische Untersuchung notwendig. Ein sanfter Druck auf einzelne Kopfmuskeln und Nervenaustrittspunkte kann eine Schmerzempfindlichkeit anzeigen.
Alle Betroffenen, die häufiger an Kopfschmerzen leiden, sollten zumindest einmal labortechnisch untersucht werden. Im Vordergrund steht dabei das Blutbild, die Entzündungswerte, die Leber-, Schilddrüsen- und die Nierenwerte. Hinzu kommen gegebenenfalls bildgebende Verfahren wie diese:

- Computertomografie (CT): Eine CT des Kopfes liefert Schichtaufnahmen des Gehirns, der Knochen sowie der Blutgefäße. So können beispielsweise eine Durchblutungsstörung oder eine Hirnblutung erkannt werden.

- Magnetresonanztomografie (MRT): Die MRT liefert detailliertere Schichtaufnahmen des Gehirns und der Blutgefäße. Diese Aufnahmen können selbst kleinste Veränderungen wie Entzündungen, kleine Geschwulste oder krankhafte Gefäßaussackungen sichtbar machen.

### RED FLAGS – AB ZUM ARZT

Kopfschmerzen müssen per se nicht immer gefährlich sein. Es gibt jedoch in der Medizin sogenannte „Red Flags", also Warnsymptome, die einen Arztbesuch erfordern. Wer zum ersten Mal in einem Alter von über 40 Jahren Kopfschmerzen hat, sollte zeitnah ärztlichen Rat suchen. Das gilt auch, wenn die Beschwerden ungewohnt heftig sind, bekannte Schmerzen sich verändern oder verstärken, die Schmerzen ungewöhnlich lange andauern oder die Kopfschmerzen auf „nichts" mehr ansprechen.

- Liquorpunktion: In manchen Fällen ist es nötig, Nervenwasser im Bereich der Lendenwirbelsäule zu entnehmen. Im Labor kann dann relativ schnell nachgewiesen werden, ob beispielsweise eine Hirnhautentzündung vorliegt.

## Wann ist es ein Notfall?

Ein dringendes Warnsignal, das eine rasche (not)ärztliche Konsultation erfordert, sind neurologische Symptome wie Bewusstseinsstörungen oder Ausfälle, etwa Seh- und Sprachstörungen, starker Schwindel, Gleichgewichtsstörungen, Augentränen, ein steifer Nacken oder hohes Fieber. Schnelles Handeln ist erforderlich, um folgende Grunderkrankungen nicht zu übersehen:

- Gehirntumore: Vor allem bei vermeintlichen Clusterkopfschmerzen sollten mittels Bildgebung, zum Beispiel durch eine CT, Hirntumore ausgeschlossen werden.
- Grüner Star (Glaukom): Bei plötzlichen Sehstörungen, einer Verhärtung des Augapfels, starken Kopf- und Augenschmerzen sowie Übelkeit und Erbrechen handelt es sich um einen Notfall, der innerhalb weniger Stunden zum Erblinden führen kann.
- Schlaganfall: Die Mangeldurchblutung des Gehirns kann zu heftigen Kopfschmerzen führen. Die Symptome ähneln einer Migräne, allerdings tritt der Kopfschmerz bei einem Schlaganfall plötzlich auf. Häufig mit Übelkeit

und Erbrechen. Auch Begleitsymptome wie Taubheitsgefühle, halbseitige Lähmungen, Sprach- und Sehstörungen deuten auf den Notfall hin.

- Hirnhautentzündung (Meningitis): Meist starke Kopfschmerzen, hohes Fieber und Abgeschlagenheit. Charakteristisch ist die Nackensteifigkeit, die aber auch fehlen kann. Sie wird durch die entzündeten Hirn- und Rückenmarkshäute hervorgerufen. Eine ärztliche Diagnose sollte rasch erfolgen.
- Subarachnoidalblutung: Blut läuft in den Subarachnoidalraum (dieser liegt zwischen innerer und mittlerer Schicht der Hirnhäute, die das Gehirn umgeben). Die häufigste Ursache ist das Platzen einer Ausbuchtung in einer Arterie. Typische Symptome sind „Vernichtungskopfschmerzen", die bei den Betroffenen plötzlich auftreten und ungewöhnlich stark sind. Auch Übelkeit und Erbrechen und ein steifer Nacken können als Symptome auftreten.
- Karotisdissektion: Ein medizinischer Notfall bedingt durch einen Riss der Innenwand der Halsschlagader. Die häufigsten Anzeichen sind plötzliche, sehr starke Nacken- bzw. Kopfschmerzen, Übelkeit, Schwindel, das Horner-Syndrom (u. a. Pupillenverengung, zurückliegender Augapfel, herabhängendes Oberlid), Tinnitus, Sehschwäche und Sprachstörungen.

## KOPFSCHMERZ-TAGEBUCH

Ein erster Schritt zur Diagnoseselbstfindung ist ein Kopfschmerztagebuch (siehe Innenklappe vorne), in dem die Beschwerden – Häufigkeit, Dauer und begleitende Faktoren – notiert werden. Es hilft dabei, den Schmerz besser zu verstehen und zu charakterisieren.
Sind die Schmerzen auf beiden Seiten des Kopfes? Sind diese pulsierend, stechend oder dumpf? Drückend oder eher ziehend? Je genauer Sie die Symptome beschreiben können, desto eher lässt sich ein typisches Muster erkennen: Die Kopfschmerzen treten kurz vor wichtigen Geschäftsterminen auf? Dann sind sie womöglich die Folge von Stress oder angespannter Körperhaltung vor dem Computer. Ein Spaziergang in der Mittagspause hilft, den Druck im Kopf zu beruhigen? Auch diese Beobachtung gehört ins Tagebuch: „Gehen an der frischen Luft tut gut." Stück für Stück schärfen Sie so das Bewusstsein für den eigenen Körper.

# MEDIKAMENTE IM ÜBERBLICK

Wer Kopfschmerzen hat, will sie möglichst schnell wieder loswerden. Fast alle von uns haben schon Gebrauch von den rezeptfreien Schmerzmitteln aus der Apotheke gemacht und das Angebot ist groß.

## Basisinformationen zu Medikamenten

Schmerzmittel setzen da an, wo der Schmerz entsteht, und verhindern gleichzeitig, dass der Schmerz das Gehirn erreicht. Grundsätzlich gilt: Menschen reagieren subjektiv auf Schmerzmittel, ihre Wirkung kann entsprechend unterschiedlich ausfallen. Jedes Medikament hat einen anderen chemischen Aufbau. Deshalb gibt es auch Unterschiede in der Wirkweise, den möglichen Nebenwirkungen und den Anwendungsgebieten.

Auch können Medikamente in verschiedenen Darreichungsformen angeboten werden, dabei kommt es nicht nur auf den Wirkstoff, sondern auch auf die Zubereitungsform (Galenik) an. Wenn Sie die schnellen Helfer einnehmen, gilt die Regel: So kurz wie möglich und so wenig wie nötig. Nehmen Sie die Präparate ohne ärztliche Rücksprache nicht länger als zwei Wochen und lesen Sie sorgfältig den Beipackzettel, vor allem was Gegenanzeigen bei bestehenden Krankheiten sowie Schwangerschaft und Stillzeit betrifft.

**Nichtsteroidale Antirheumatika & Co.**

Die größte Gruppe der rezeptfreien Schmerzmittel trägt den Namen nichtsteroidale Antirheumatika. Der Name rührt daher, weil sie früher vor allem zur Behandlung von rheumatischen Schmerzen eingesetzt wurden und – anders als andere Rheumamittel – keine Steroide enthalten. Der Begriff wird meist in der abgekürzten Form NSAR verwendet. Die Wirkstoffe Acetylsalicylsäure (ASS), Ibuprofen und Naproxen gehören zu dieser Gruppe. Paracetamol ist ein weiteres rezeptfreies Schmerzmittel, das nicht zu den NSAR zählt, weil es keine entzündungshemmende Wirkung zeigt. Alle genannten Medikamente haben sich für die Eigenbehandlung von Kopfschmerzen bewährt. Und ihre Wirkung lässt sich durch Koffein im Präparat beschleunigen.

### Nebenwirkungen bleiben nicht aus

Wer Schmerzmittel zu oft und zu lange einnimmt, muss mit Nebenwirkungen rechnen. Bei Arzneimitteln wie Paracetamol, Ibuprofen oder dem Wirkstoff ASS kann sich mit der Zeit ein Gewöhnungseffekt einstellen. Das bedeutet, dass die Schmerzmittel nicht mehr dieselbe Wirkung hervorrufen. Hat zu Beginn der Einnahme noch eine Tablette genügt, um den Kopfschmerz verschwinden zu lassen, müssen es nun vielleicht zwei oder drei Pillen sein. Darüber hinaus kann es bei Langzeiteinnahme passieren, dass sich ein arzneimittelbedingter Kopfschmerz (oder auch medikamenteninduzierter Kopfschmerz, Kopfschmerz durch Medikamentenübergebrauch) ausbildet. Zudem nehmen die Nebenwirkungen der Wirkstoffe zu. Für die Magenschleimhaut, aber auch für Leber und Nieren kann der ständige Gebrauch gefährlich werden.

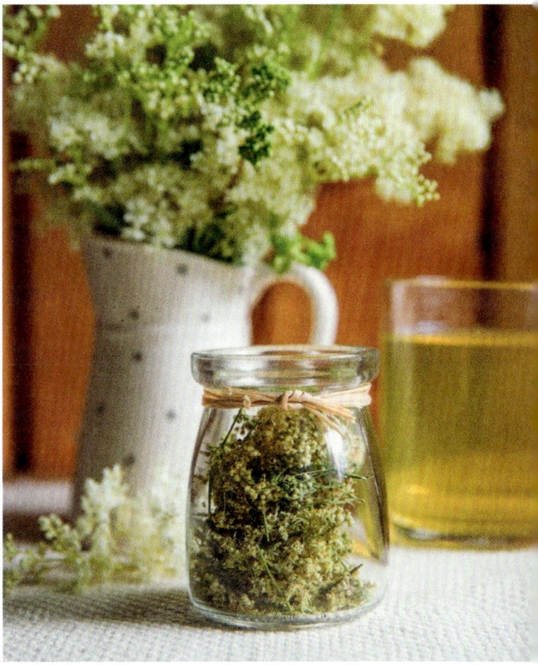

## Acetylsalicylsäure

Der Wirkstoff Acetylsalicylsäure (ASS) wurde schon Ende des 19. Jahrhunderts von der Firma Bayer in Form von Aspirin patentiert. Die Säure wirkt schmerzlindernd, indem sie die Bildung der Prostaglandine hemmt (COX-2-Hemmer). Das sind Gewebshormone, die eine große Rolle bei der Schmerzentstehung spielen. Für die Selbstbehandlung empfehlen die Experten der Deutschen Migräne- und Kopfschmerzgesellschaft (DMKG) Acetylsalicylsäure insbesondere bei Spannungskopfschmerzen und Migräne.
ASS gibt es in Deutschland als Tabletten, Filmtabletten, Brausetabletten, Kapseln und Kautabletten. Für die Behandlung von Kopfschmerzen eignen sich in erster Linie Tabletten oder Brausetabletten.

**Dosierung:** je nach Schmerzstärke 500 bis 1.000 mg pro Einzeldosis.

**Nebenwirkungen:** Da der Wirkstoff die Schleimhaut angreifen kann, löst ASS die meisten Nebenwirkungen im Verdauungstrakt aus. Zu diesen gehören (insbesondere bei Überdosierung und

## NATÜRLICHE SALICYLSÄURE VS. ACETYLSALICYLSÄURE

Den lateinischen Namen „Filipendula ulmaria“ trägt das Mädesüß erst seit neuerer Zeit. Ursprünglich hieß die Pflanze „Spiraea ulmaria“ und wurde den Spiersträuchern zugeordnet. Doch die alte Bezeichnung lebt heute noch auf ganz prominente Weise fort. Denn kein geringerer als der Medikamentenname „Aspirin“ leitet sich von „Spiraea“ ab. Das „A“ in „A-spirin“ bringt zum Ausdruck, dass der synthetischen Salicylsäure in diesem bekannten Schmerzmittel noch eine Acetylgruppe beigefügt wurde.

Anders als die Acetylsalicylsäure im Aspirin rufen die natürlichen Salicylate, wie sie in der Weidenrinde oder im Mädesüß vorkommen, keine starken Magenschleimhautentzündungen hervor. In kleineren Studien konnte sogar gezeigt werden, dass Zubereitungen aus dem Mädesüß Magenläsionen, die durch Acetylsalicylsäure hervorgerufen worden waren, verringern konnten. Doch derzeit gibt es noch keine hinreichende wissenschaftliche Erklärung für diese Beobachtung.

Langzeiteinnahme): Magenprobleme mit Sodbrennen bis hin zu Blutungen der Magenschleimhaut, Übelkeit, Erbrechen, Bauchschmerzen und Durchfall. Bei empfindlichen Personen auch allergische Reaktionen, Sehstörungen oder Schwindel.

**Hinweise:** Die Einnahme von ASS im Rahmen der Selbstmedikation bei Schmerzen soll auf bis zu vier aufeinanderfolgende Tage begrenzt werden.

**ASS mit Vitamin C kombinieren:** In hoher Dosierung steigert ASS die Ausscheidung von Vitamin C über die Nieren. Gleichzeitig kann Vitamin C die Magenverträglichkeit verbessern. Ab einer Einnahme von 500 mg ASS pro Tag ist die zeitgleiche Einnahme von Vitamin C (Seite 119) sinnvoll.

**Gegenanzeigen:** Kinder und Jugendliche unter 12 Jahren dürfen ASS wegen der Gefahr des Reye-Syndroms nicht einnehmen. Nur auf ärztlichen Rat und wenn andere Maßnahmen nicht anschlagen, dürfen in Einzelfällen Ausnahmen gemacht werden.

## Ibuprofen

Auch Ibuprofen hemmt die Produktion von Prostaglandinen. Der Arzneistoff lässt die Entzündung abklingen, wirkt schmerzstillend und fiebersenkend. Experten der Deutschen Migräne- und Kopfschmerzgesellschaft empfehlen die Selbstbehandlung mit Ibuprofen insbesondere bei leichten bis mäßigen Spannungskopfschmerzen und bei Migräne mit und ohne Aura. In den letzten Jahren wurden vermehrt Ibuprofen-Salze verkauft, da diese rascher ins Blut aufgenommen werden als Ibuprofen. Das gebräuchlichste Ibuprofen-Salz ist Ibuprofen-Lysinat (ein Salz aus Ibuprofen und der Aminosäure Lysin).

**Dosierung:** Höchstdosis pro Einnahme 400 mg, maximal 1.200 mg täglich.

**Hinweise:** Grundsätzlich nicht auf nüchternen Magen einnehmen.

**Nebenwirkungen:** Je nach Wirkstärke und individueller Verträglichkeit kann Ibuprofen auch Nebenwirkungen im Magen-Darm-Trakt auslösen, etwa Sodbrennen, Bauchschmerzen, Blähungen und Durchfall.

**Gegenanzeigen:** Nicht anwenden bei bekannter Überempfindlichkeit, Blutungen, schweren Leber- und Nierenfunktionsstörungen, Allergien, Atemwegserkrankungen, bei Herzschwäche und bei unbehandeltem Bluthochdruck.

**Achtung:** Schwangere ab der 28. Schwangerschaftswoche sollten auf Ibuprofen verzichten, da eine Einnahme zu Herz- oder Nierenschädigungen des Kindes führen kann.

**Hinweis zu Naproxen:** Naproxen ist vom chemischen Aufbau her dem Schmerzmittel Ibuprofen sehr ähnlich. Im Vergleich zu Ibuprofen zeichnet sich Naproxen durch eine längere Wirkdauer von bis zu 12 Stunden aus, wohingegen Ibuprofen einen schnelleren Wirkeintritt hat. Die Einzeldosierung beträgt bei Naproxen in der Regel 250 mg, die Tagesdosis liegt bei maximal 750 mg.

## Paracetamol

Der Wirkstoff Paracetamol ist ein Schmerzmittel, das bei leichten bis mäßig starken Schmerzen empfohlen wird. Es wirkt zugleich fiebersenkend, jedoch nicht gegen Entzündungen.

Der genaue Wirkmechanismus von Paracetamol bei der Schmerzbehandlung ist bis heute nicht bekannt. Vermutlich erzielt es mehrere ergänzende Effekte, darunter eine Hemmung des Cyclooxygenase-2-Enzyms (COX-2) und eine Aktivierung des Botenstoffs Serotonin.

Experten verschiedener Kopfschmerzgesellschaften empfehlen in ihren Leitlinien Paracetamol in der Eigentherapie von Migräne als Mittel der ersten Wahl und bei Spannungskopfschmerzen als Mittel der zweiten Wahl, weil es nur relativ wenige Daten zu dieser Anwendung gibt. Für die Behandlung von Kopfschmerzen eignen sich in erster Linie Tabletten.

**Dosierung:** zwischen 500 und 1.000 mg bei akuten Kopfschmerzen.
**Nebenwirkungen:** Bei längerer Einnahme und Überdosierung kann der Wirkstoff die Leber angreifen, sehr selten kann es zu allergischen Reaktionen kommen.
**Gegenanzeigen:** Nicht bei Katerkopfschmerz geeignet, da der Wirkstoff die Leber belastet. Nicht anwenden bei eingeschränkter Leberfunktion, Alkoholmissbrauch oder eingeschränkter Nierenfunktion.

## Triptane mit und ohne Rezept

Triptane sind Schmerzmedikamente, die bei einer mittelschweren bis schweren Migräne zum Einsatz kommen oder wenn Schmerzmittel oder Antirheumatika nicht wirken. Bei einem Migräneanfall weiten sich die Blutgefäße im Gehirn, die Triptane verengen diese. Außerdem hemmen sie das Freisetzen von entzündlichen Eiweißstoffen (Neuropeptiden) im Gehirn. Teilweise werden diese Arzneimittel rezeptfrei in der Apotheke angeboten. Grundvoraussetzung für die Selbstmedikation mit Triptanen ist, dass ein Arzt die Migräne bereits diagnostiziert hat. Almotriptan, Naratriptan und Sumatriptan sind in oraler Form rezeptfrei verfügbar. Triptane gelten als die Substanzen mit der besten Wirksamkeit bei akuten Migräneattacken. Sumatriptan wird auch bei Clusterkopfschmerzen angewendet.
**Dosierung:** nach Beipackzettel.
**Hinweise:** Nur Tabletten gibt es rezeptfrei.
**Nebenwirkungen:** Unter der Therapie können Müdigkeit, Schwindel, Schwächegefühl, Engegefühl in der Brust und bei häufiger Gabe ein medikamenteninduzierter Dauerkopfschmerz auftreten.
**Gegenanzeigen:** Überempfindlichkeit gegen die Inhaltsstoffe. Herzinfarkt und Herzerkrankungen in der Vorgeschichte. Auch in der Schwangerschaft, Stillzeit und bei Kindern unter zwölf Jahren sowie bei Personen ab 65 Jahren dürfen Triptane nicht eingesetzt werden.
**Hinweise zu rezeptpflichtigen Triptanen:** Triptane in Form von Injektionen oder Nasensprays sind verschreibungspflichtig, wirken jedoch schneller als in Tablettenform. Wenn die Tabletteneinnahme mit Übelkeit einhergeht, sind Zäpfchen oft eine verträgliche Alternative, weil der Wirkstoff nicht den Magen passieren muss.

# DIE VERSCHIEDENEN ARTEN VON KOPFSCHMERZEN

Viele Millionen Menschen weltweit – Frauen, Männer und Kinder – leiden regelmäßig unter Kopfschmerzen. Das Ausmaß der Schmerzen und die Begleiterscheinungen sind sehr unterschiedlich. Wissen Sie nicht, an welcher Kopfschmerzform Sie leiden, können Sie sich an folgender Einteilung orientieren.

## Spannungskopfschmerz

Der Schmerz drückt dumpf im ganzen Kopf oder legt sich wie ein eisernes Band um die Stirn: Die meisten Menschen kennen Spannungskopfschmerzen, für viele gehört er schon fast zum Alltag. Rund ein Drittel der Bevölkerung ist gelegentlich davon betroffen. „Gelegentlich" bedeutet, an höchstens 14 Tagen pro Monat, im Durchschnitt sind es ein bis zwei Tage pro Monat. Ein akuter Schub dauert bei Spannungskopfschmerzen ohne Behandlung 30 Minuten bis hin zu einigen Tagen.
Spannungskopfschmerz kann bei Menschen jeden Alters auftreten. Frauen leiden über alle Altersgruppen hinweg häufiger an Spannungskopfschmerzen als Männer. Mit zunehmendem Alter kann sich aus den anfangs gelegentlichen Beschwerden, auch episodischer Kopfschmerz genannt, ein chronischer Spannungskopfschmerz entwickeln. Dieser entwickelt sich häufiger zwischen dem Ende der 30er- und dem Anfang der 40er-Lebensjahre. Die Beschwerden treten dann an mehr als 14 Tagen pro Monat auf oder an mehr als 180 Tagen im Jahr. Dann ist es meist zur Ausbildung eines sogenannten Schmerzgedächtnisses gekommen.

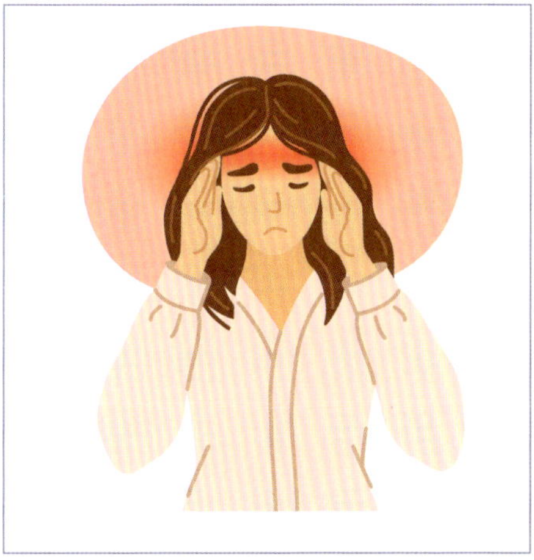

## ÜBER DIE „ANTI-SCHMERZ-FAHRPLÄNE"

Die naturheilkundlichen Möglichkeiten zur Kopfschmerzbehandlung in diesem Buch sind relativ umfangreich. Es ist nicht das Ziel, alle hier vorgestellten Möglichkeiten gleichzeitig auszuprobieren. Im Gegenteil: Dadurch würden Sie Ihren Körper vermutlich überfordern. Wählen Sie zunächst ein passendes Heilpflanzenrezept oder -präparat aus, ergänzen Sie es mit Vitalstoffen und intuitiv mit einem oder zwei der weiteren vorgestellten naturheilkundlichen Maßnahmen. Sollte sich der gewünschte Erfolg nicht einstellen, ändern Sie bitte die Kombination.

Spannungskopfschmerzen sind „primäre" Kopfschmerzen. Dies bedeutet, dass sie nicht auf eine spezifische Ursache zurückzuführen sind. Sie entstehen also nicht aufgrund einer anderen Erkrankung wie beispielsweise einer Kopfverletzung, einer Stoffwechselerkrankung oder einer chronischen Medikamenteneinnahme.

**Typische Beschwerden erkennen**

Spannungskopfschmerzen äußern sich in der Regel durch typische Beschwerden: Viele Betroffene klagen über leichte bis mittelschwere Kopfschmerzen mit einem starken Druckgefühl, das wie von außen auf den Kopf einwirkt. Manche haben das Gefühl, ein schweres Gewicht laste auf dem Kopf, andere reden von einem Schraubstock um den Kopf herum. Diese Bilder illustrieren einen dumpf-drückenden oder ziehenden Kopfschmerz. Manche bemerken zusätzlich eine Schmerzempfindlichkeit bei Druck auf Nacken-, Stirn- oder Kaumuskeln. Häufig beginnt der Spannungskopfschmerz dabei im Nacken – von dort aus breitet er sich weiter bis zur Stirn aus. Meist tritt er auf beiden Hälften des Kopfes auf, aber auch nur eine Seite kann betroffen sein. Manchmal ist es schwer, ihn zu lokalisieren. Anders als bei Migräne bessert sich der Spannungskopfschmerz durch körperliche Bewegung; zumindest verstärkt körperliche Anstrengung die Kopfschmerzen nicht. Auch die migränetypischen Begleitsymptome wie Übelkeit, Erbrechen und Sehstörungen sind keine typischen Symptome für Spannungskopfschmerzen. Manche Betroffene sind mitunter jedoch licht- und geräuschempfindlicher.

**Ursachen**

Die genauen Ursachen dieser Kopfschmerzart sind bis heute nicht vollständig geklärt. Stress (siehe auch das Kapitel „Stressbedingte Kopfschmerzen" ab Seite 50), Angstgefühle oder Muskelverspannungen (siehe HWS-Syndrom, Seite 53) – also innere und äußere Faktoren – sind fast immer beteiligt. Früher bezeichnete man diese Kopfschmerzart auch als „Muskelverspannungskopfschmerz", „Stresskopfschmerz" oder „psychogenen Kopfschmerz". Diese mehr oder weniger treffenden Begriffe sollten die Ursache des Kopfschmerzes beschreiben. Oft sind es verschiedene Belastungssituationen: Bei mehr als der Hälfte der Patienten ist die Muskulatur besonders schmerzempfindlich – ein Zeichen dafür, dass die Schmerzverarbeitung im Gehirn und der Einfluss körpereigener schmerzhemmender Nervensignale beeinträchtigt ist. Bei einer Fehlhaltung des Kopfes beispielsweise vor dem Computer oder beim Autofahren sind Teile der Hals-, Hinterhaupt- oder Nackenmuskulatur dauerhaft angespannt. Andere Muskeln verkürzen sich aufgrund der anhaltend unnatürlichen Kopfhaltung. Psychischer Stress lässt nicht nur die Muskeln verspannen, sondern kann auch die Filter-

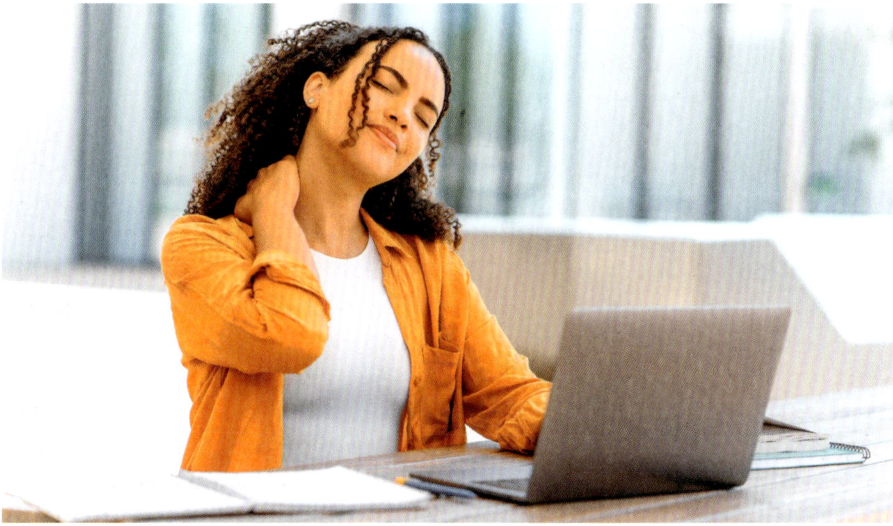

stationen für Sinneseindrücke im Gehirn durchlässiger machen – der natürliche Schmerzhemmer Serotonin wird auf diesem Wege verbraucht und die Rezeptoren für Schmerzsignale gelangen unkontrolliert zum Gehirn. Bei chronischem Spannungskopfschmerz ist der Serotoninmangel ein Dauerzustand. Psychischer Stress kann auf Konflikt-Beziehungssituationen zurückgehen, auf Existenz- und Verlustängste wie auch auf Depressionen und Überforderung. Auch nächtliches Zähneknirschen sowie fiebrige Infekte können zu Spannungskopfschmerzen führen. Einige äußere Umstände begünstigen den Spannungskopfschmerz: Dazu zählen Bluthochdruck sowie Schlafstörungen, Arbeiten unter Zeitdruck oder in schlecht belüfteten Räumen.

### Die meisten therapieren selbst

Mehr als die Hälfte der vom Spannungskopfschmerz Geplagten gibt an, dass ihre Schmerzen die Arbeitsleistung sowie auch die sozialen Aktivitäten beeinträchtigen. Dennoch konsultieren 80 Prozent der Betroffenen keinen Arzt. Oft behelfen sie sich mit freiverkäuflichen Medikamenten (Acetylsalicylsäure, Paracetamol, Ibuprofen, Naproxen oder einem kombinierten Präparat aus ASS, Paracetamol und Koffein) oder halten die Schmerzen aus.
Dabei können pflanzliche Heilmittel – mitunter kombiniert mit anderen Naturheilverfahren oder Nahrungsergänzungsmitteln – eine schonende und nebenwirkungsarme Alternative zu den Tabletten aus der Apotheke sein.

## ANTI-SCHMERZ-FAHRPLAN: SPANNUNGSKOPFSCHMERZ

**PFLANZENMEDIZIN**
- Mädesüß (Seite 82)
- Pfefferminze (Seite 89)
- Weidenrinde (Seite 93)

**VITALSTOFFE**
- Alpha-Liponsäure (Seite 112)
- Magnesium (Seite 115)
- Vitamin-B-Komplex (Seite 117)

**LEBENSFÜHRUNG**
- Bewegung (Seite 122)
- Trinken (Seite 58)
- Kaffee (Seite 67)

**ENTSPANNUNGSÜBUNGEN**
(Seite 124)

**WASSERANWENDUNGEN**
- Vollbäder (Seite 105, 111)

**AKUPRESSUR** (Seite 131)
je nach Lokalisation

**MUSKELGRUPPEN DEHNEN**
(Seite 135)

## Migräne

„Wie ein tosendes Gewitter im Kopf" – so kann sich eine Migräne anfühlen. Wer schon mal eine Migräneattacke erlebt hat, weiß, wie schmerzvoll das ist. Ohne Behandlung kann man sie nicht kontrollieren und sie kommt und geht, wie sie will.

Jeder fünfte Mensch in Deutschland kennt Migräneanfälle. Es ist eine ganz eindeutige Häufung bei Frauen zu erkennen: Nach Angaben des Robert-Koch-Instituts (RKI) sind rund 28 Prozent der Frauen und nur 18 Prozent der Männer von Migräne betroffen. Die Migräne ist ein starker anfallartiger, häufig einseitiger Kopfschmerz mit pulsierendem oder pochendem Charakter, der in unregelmäßigen Abständen wiederkehrt. Häufig kommt es zu einem allgemeinen Krankheitsgefühl. Von einer Migräne spricht man aber erst, wenn die typischen Symptome mindestens fünfmal aufgetreten sind. Manche Menschen haben nur ein- oder zweimal im Jahr eine Migräne. Andere leiden mehrmals im Monat oder sogar fast täglich unter Migräne.

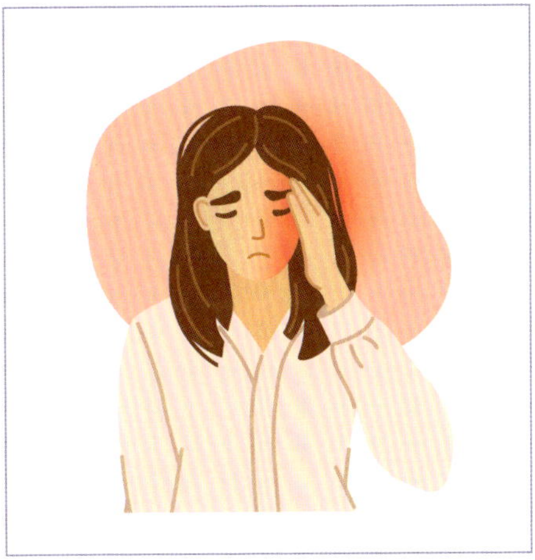

Häufiger tritt die erste Migräneattacke im Alter zwischen 25 und 45 Jahren auf, jedoch können auch schon Kinder daran erkranken. Von den Schulkindern haben nach einer aktuellen Studie sogar 10 bis 15 Prozent damit zu tun. Mit höherem Alter beobachten Experten die Tendenz, dass Migräne abnimmt und bei einigen Patienten sogar ganz verschwindet. Auch Komplikationen sind möglich. Insbesondere bei Migränepatientinnen steigt das Risiko für Schlaganfall, Herzinfarkt und plötzlichem Herztod. Zudem kann Migräne auch mit anderen Kopfschmerzformen auftreten; am häufigsten ist die Kombination mit episodischem oder chronischem Spannungskopfschmerz, aber auch die Kombination von Migräne und Clusterkopfschmerz kommt vor.

### Typische Beschwerden erkennen

Die Kopfschmerzattacken beginnen meist in den frühen Morgenstunden und dauern zwischen 4 und 72 Stunden an. Körperliche Aktivität wie rasches Treppensteigen verstärkt zumeist die Beschwerden. Der Schmerz ist in der Regel einseitig und kann von Attacke zu

Attacke die Seite wechseln. Bei einem Teil der Betroffenen verteilen sich die Beschwerden allerdings auch über den ganzen Kopf. Viele Betroffenen können die Migräneschmerzen nur in einem abgedunkelten Raum ertragen.

Doch Migräne äußert sich bei jeder Person anders. Bei rund 10 bis 20 Prozent der Betroffenen treten zu den Kopfschmerzen zusätzlich vegetative Begleitsymptome wie Übelkeit und Erbrechen oder neurologische Anzeichen auf: Augenflimmern – einige beschreiben sie als Lichtblitze mit einem Zackenkranz um das Auge herum –, Fühl- oder Wortfindungsstörungen. Dann spricht man von einer Migräne mit Aura. Alltägliches wird dann zur Qual. Die als Aura bezeichneten Ausfallerscheinungen dauern zwischen 10 und 60 Minuten an. Erst danach treten üblicherweise die typischen Kopfschmerzen auf.

**Ein Drama in vier Akten**

Migräne besteht nicht immer nur aus der Attacke selbst. Sie durchläuft bei vielen Menschen unterschiedliche Stadien. Das Drama hat quasi vier Akte.

1. Vorbotenphase: Eine Migräne kommt nicht aus heiterem Himmel. Etwa 30 Prozent der Betroffenen durchlaufen die Vorbotenphase – Mediziner nennen sie Prodromalphase. Die Dauer schwankt von wenigen Stunden bis zu zwei Tagen. Man fühlt sich irgendwie anders als sonst: Stimmungsänderungen, zu denen etwa eine euphorische Hochstimmung, eine besondere Leistungsfähigkeit, eine grundlos schlechte Laune oder depressive Momente gehören, zählen dazu. Andere Menschen entwickeln einen unglaublichen Hunger auf Süßes, haben Durst und Harndrang, Verstopfung oder Durchfall, gähnen häufig, sind schläfrig oder benommen oder bemerken, dass Hände und Füße anschwellen.

2. Migräne-Aura: Diese Phase durchleben 10 bis 15 Prozent der Betroffenen; sie dauert in der Regel 10 bis maximal 60 Minuten an und geht dem Kopfschmerz direkt voraus. „Aura" kommt aus dem Lateinischen und bedeutet Schein oder Ausstrahlung. Plötzlich sieht man Teile der Umwelt nicht mehr oder hat das Gefühl, der Arm schlafe ein. Es kann zu den unterschiedlichsten neurologischen, das heißt die Nerven betreffenden, Störungen kommen.
Darunter fallen Sehstörungen: Lichtblitze und Farben – am häufigsten sind es flimmernde Zickzacklinien im Gesichtsfeld –, manchmal auch ein kurzzeitiger Sehkraftverlust. Auch andere Körperareale können betroffen sein. So treten bei einigen Menschen Schwäche, Wortfindungs- und Sprachstörungen, Gangunsicherheit, Schwindel, Kribbeln wie auch Taubheit im Gesicht oder auf einer Körper-

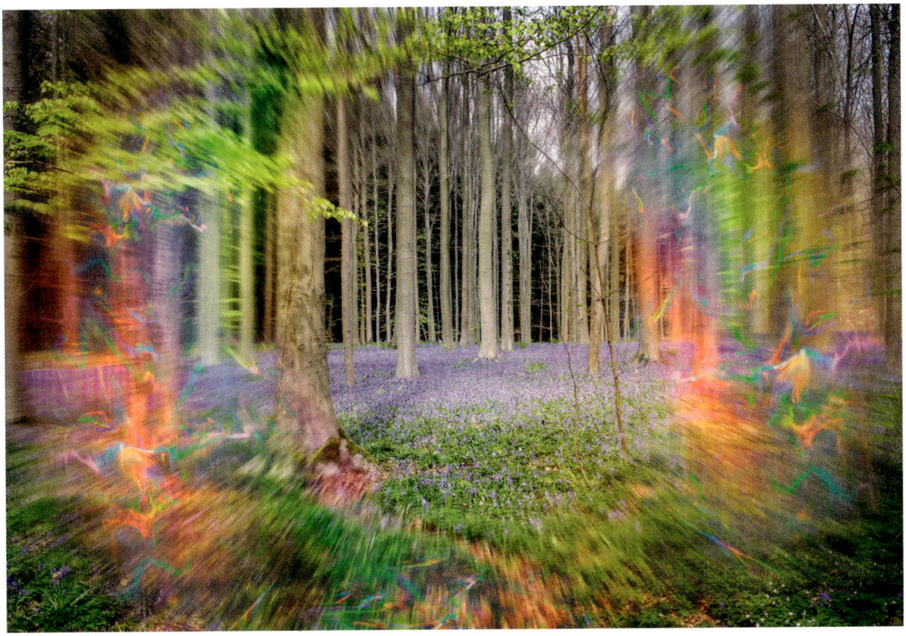

seite und ein Nadelgefühl in Armen oder Beinen auf.

3. Kopfschmerzphase: Die Migräne hat nun ihren Höhepunkt erreicht und ein quälender, fast unerträglicher Kopfschmerz macht sich breit. Die eigentliche Migräneattacke hält zwischen vier und 72 Stunden an. Häufig beginnt sie in den frühen Morgenstunden. Der Schmerz ist eher auf einer Seite des Kopfes lokalisiert (wobei das auch oben und unten wie auch vorne und hinten bedeuten kann), der Schmerz selbst wird als hämmernd, pochend, stechend oder pulsierend empfunden. Das macht für einige jede körperliche Betätigung unerträglich. Allerdings ist Migräne nicht einfach nur Kopfweh. Begleitet werden die Schmerzen fast immer von vegetativen Symptomen. Viele Migränepatienten haben keinen Appetit, ihnen ist übel, manche müssen erbrechen. Die Sinneseindrücke werden so stark wahrgenommen, dass ein Telefon nicht mehr klingelt, sondern schrillt, und Sonnenschein fürchterlich blendet. Deshalb ziehen sich viele Migränekranke in einen dunklen und ruhigen Raum zurück.

4. Rückbildungsphase oder Erholungsphase: Sie kann bis zu 24 Stunden andauern. Die „Nachwehen" fühlen

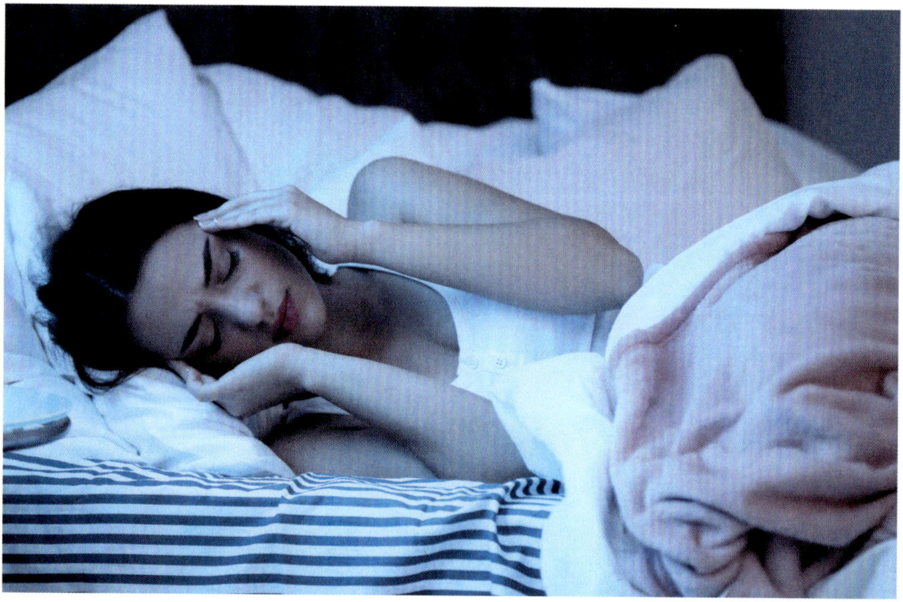

sich an wie nach einem Kater. Das Verlangen nach Schlaf ist meist recht ausgeprägt. Begleitend können gegenteilige Symptome wie in der Vorbotenphase auftreten, zum Beispiel ein eingeschränktes Hungergefühl.

### Entstehung der Migräne

Bei einer Migräne laufen komplizierte Prozesse ab, die auch noch nicht restlos geklärt sind. Entzündliche Vorgänge an den Blutgefäßen im Gehirn und der Hirnhaut – also neurobiologische Funktionsstörungen ausgelöst durch Botenstoffe – sind an dem Geschehen mitbeteiligt. Sogenannte „Migräne-Trigger" bringen den Ball aber erst ins Rollen.

Diese sind für Betroffene nicht immer leicht zu erkennen und einzuordnen. Ein Tagebuch kann helfen, die einflussnehmenden Faktoren herauszufinden. Hektische Tage und Stress können eine Migräne begünstigen. Manchmal setzt sie aber erst ein, wenn der Stress nachlässt – also beispielsweise am Wochenende oder in den ersten Urlaubstagen. Eine genetische Neigung liegt nahe, vor allem auch aufgrund der Tatsache, dass die Krankheit in vielen Familien über Generationen hinweg auftritt. Als weitere Migräne-Trigger gelten: ein gestörter Schlaf-wach-Rhythmus, zu wenig Trinkflüssigkeit, einige Medikamente, Fehlstellungen der Halswirbelsäule,

Zahnherde, Störungen der Darmflora, hoher Koffeinkonsum, Duftstoffe, Wetterumschwünge mit rasch ansteigenden Temperaturen, bestimmte Nahrungsmittel wie auch hormonelle Einflüsse (siehe Extra „Migräne im Leben der Frau").
Ergo: Bestimmte Auslöser können zu einer Aktivierung bestimmter Zentren im Hirnstamm führen. Schlagartig werden zu viele Neurotransmitter – chemische Postboten mit Informationen – ausgeschüttet. So kommt es beispielsweise zu einer Aktivierung von Nerven, die für die Schmerzleitung im Gehirn verantwortlich sind.

**Medikamentöse Therapie**

An vorderster Stelle sollten bei einer Migränetherapie nicht Medikamente, sondern der bewusste Umgang mit der Krankheit stehen. Das Erkennen und Vermeiden von persönlichen Auslösefaktoren (Migräne-Trigger) stehen für viele Mediziner an erster Stelle; die Medikamente sollten der zweite Schritt sein.
Zur Akuttherapie werden in der Schulmedizin vor allem Schmerzmittel und Medikamente gegen Übelkeit und Erbrechen wie Metoclopramid eingesetzt. Die Kombination von Acetylsalicylsäure, Paracetamol und Koffein gilt bei weniger stark ausgeprägten Schmerzen als besonders wirkungsvoll.
Triptane sind die Mittel der Wahl bei mittelschweren bis schweren Migräneanfällen. Die früher häufig verwendeten Mutterkorn-Alkaloide (Ergotamine) werden nur noch dann verschrieben, wenn andere medikamentöse Therapien nicht ansprechen. Unerwünschte Nebenwirkungen bleiben bei allen Optionen oft nicht aus. Zur Prophylaxe dienen neue Medikamente – Antikörper gegen CGRP (Calcitonin Gene-Related Peptide) oder CGRP-Rezeptoren – sowie auch Entspannungsmethoden oder eine Anpassung des Lebensstils.

**Naturheilkunde**

Bei aller Begeisterung für die neuen Medikamente sollte nicht übersehen werden, dass pflanzliche Präparate oder

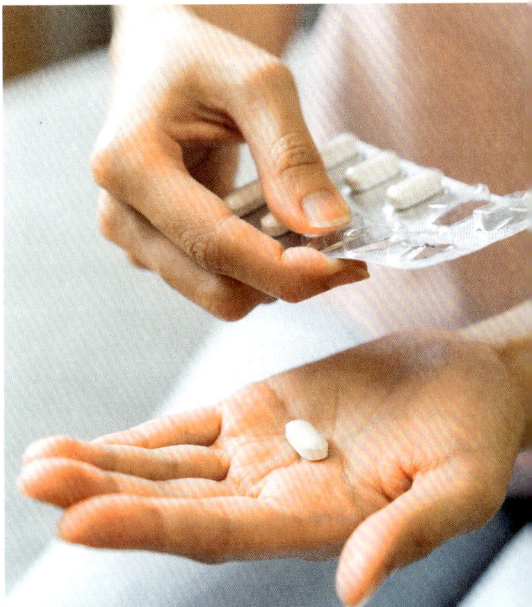

## ANTI-SCHMERZ-FAHRPLAN: MIGRÄNE

**PFLANZENMEDIZIN**

- Baldrian (Seite 72)
- Ginkgo (Seite 74)
- Ingwer (Seite 76)
- Johanniskraut (Seite 79)
- Mutterkraut (Seite 84)
- Pestwurz (Seite 87)

**UMSCHLÄGE, AUFLAGEN & CO.**

- Capsaicin (Seite 96)
- Senfmehlkompresse (Seite 98)
- Meerrettichauflage (Seite 99)
- Kühlpad (Seite 103)

**VITALSTOFFE**

- Alpha-Liponsäure (Seite 112)
- Coenzym Q10 (Seite 114)
- Magnesium (Seite 115)
- Vitamin B2 (Seite 118)
- Vitamin C (Seite 119)

**LEBENSFÜHRUNG**

- Trinken (Seite 58)
- Ernährung (Seite 62)
- Guarana (Seite 67)
- Kaffee (Seite 67)

**ENTSPANNUNGSVERFAHREN** (Seite 124)

**WASSERANWENDUNGEN**

- Flachgüsse (Seite 105)
- Fußbäder (Seite 106)
- Wechselduschen (Seite 110)

**AKUPRESSUR** (Seite 131) je nach Lokalisation

**MUSKELGRUPPEN DEHNEN** (Seite 135)

nichtmedikamentöse Ansätze aus der Naturheilkunde mindestens genauso wirksam sind wie Tabletten aus der Apotheke. Naturheilkundliche Maßnahmen können die Migräne bereits im Vorfeld abbremsen, die Attacken erträglicher machen, den Magen beruhigen und so die Nebenwirkungen mancher Migräne-Medikamente lindern oder auch die Begleitsymptome erträglicher machen. Wer gut auf homöopathische Mittel anspricht, kann es mit APOZEMA® Migräne-Tropfen Nr. 22 (Dosierung: 21 Tropfen bis zu 4-mal tägl.) probieren.

# EXTRA: MIGRÄNE IM LEBEN DER FRAU

Laut Statistik berichten 18 bis 25 Prozent der weiblichen Migränepatientinnen von einem Zusammenhang zwischen ihren Migräneanfällen und hormonellen Einflüssen. Gesichert ist, dass der Hormonzyklus beim weiblichen Geschlecht größeren Schwankungen unterliegt als bei Männern. Frauen berichten, dass sie ihre erste Migräne häufig mit der ersten Monatsblutung in der Pubertät hatten. Dies und die Häufung dieser Krankheit bei Frauen legen nahe, dass die Migräne mit dem weiblichen Menstruationszyklus in Verbindung stehen kann. Nutzen Sie das Kopfschmerztagebuch in der vorderen Innenklappe dieses Buches, um herauszufinden, ob Ihre Migräneanfälle oder Kopfschmerzen möglicherweise mit Ihrer Menstruation und den damit verbundenen hormonellen Schwankungen zusammenhängen.
In der Menopause, wenn keine Eizellen mehr reifen und die Hormonspiegel konstant niedrig sind, geht die Migränefrequenz in der Regel deutlich zurück. Auch die Schwangerschaft ist für die meisten Frauen eine unbeschwerte und schmerzfreie Zeit. 70 Prozent der betroffenen Migränepatientinnen beobachten eine deutliche Verbesserung oder sogar ein völliges Ausbleiben der Migräne während der Schwangerschaft. Das Neuauftreten von Migräneattacken im Zusammenhang mit der Einnahme der Antibabypille wird immer wieder diskutiert. Ob es sich dabei aber um einen ursächlichen Zusammenhang handelt, gilt derzeit als nicht gesichert.

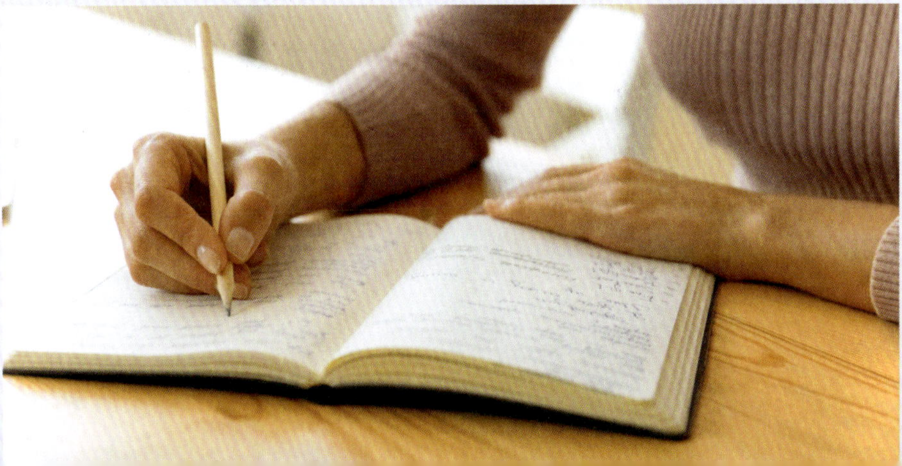

### Menstruelle Migräne: Einfluss der Geschlechtshormone

Weibliche Geschlechtshormone, insbesondere die Östrogene, spielen bei der Entstehung der menstruellen Migräne eine entscheidende Rolle. Kommt es während eines Zyklus nicht zu einer Schwangerschaft, fällt die Konzentration der Östrogene vor Einsetzen der Periode ab. Dieser Abfall ist häufig die Ursache der menstruell bedingten Migräne.

Ebenso gibt es Hinweise, dass die weiblichen Geschlechtshormone auch die Verarbeitung schmerzhafter Reize im Gehirn beeinflussen. Hormonell bedingte psychische Veränderungen vor der Regelblutung machen Frauen auch gegenüber Stressfaktoren empfindlicher, die ebenfalls eine Migräneattacke auslösen können. Wir wissen inzwischen, dass Östrogen und Progesteron Einfluss auf den Serotoninspiegel haben, welcher wiederum entscheidend für den Gefühlshaushalt und die gute Laune ist. Das sind mögliche Gründe, warum zwei Tage vor bis zu zwei Tage nach dem Einsetzen der Regelblutung eine Migräne entstehen kann.

Am besten führen Sie bei einer Heilpraktikerin mit dem Schwerpunkt „Natürliche Hormontherapie" oder bei einer naturheilkundlich arbeitenden Frauenärztin einen Speicheltest durch, um hor-

## ANTI-SCHMERZ-FAHRPLAN: WEIBLICHE MIGRÄNE

**PFLANZENMEDIZIN**

- Mutterkraut (Seite 84)

**BIOIDENTISCHE HORMONTHERAPIE**

Zum Ausgleich von Hormonschwankungen. Hinweis: Diese Anwendung eignet sich nicht zur Selbsttherapie. Eine dafür ausgebildete Heilpraktikerin kann Sie bei der Wahl und den Dosierungsempfehlungen unterstützen.

**VITALSTOFFE**

- Magnesium (Seite 115)
- B-Vitamine (Seite 117)
- Vitamin E (Seite 120)

**AKUPRESSUR**

Magen 36 (Seite 134)

**MUSKELGRUPPEN DEHNEN**

(Seite 135)

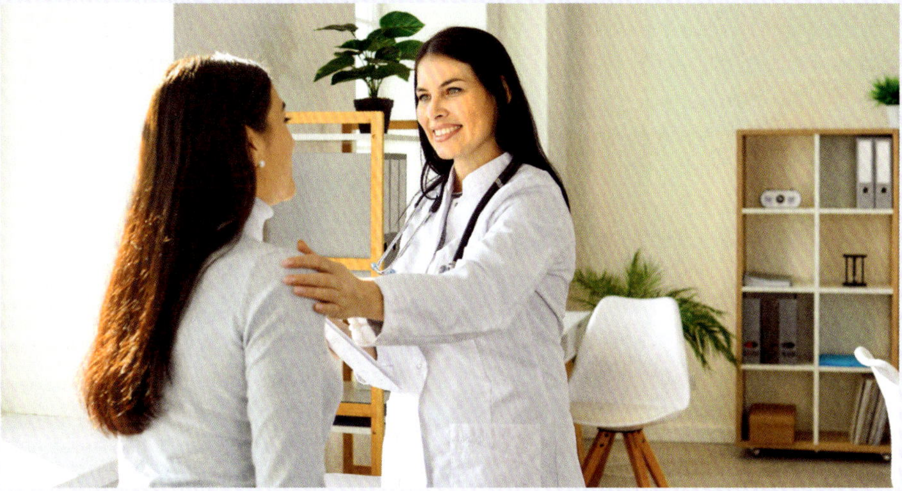

monelle Dysbalancen festzustellen und diese auszugleichen.

## Weitere hormonbildende Drüsen

Da man sich unser Hormonsystem wie durch Zahnräder miteinander verbunden vorstellen muss, haben andere hormonproduzierende Drüsen auch Einfluss auf Kopfschmerz- und Migräneanfälle. So sollte eine Schilddrüsenunterfunktion ausgeschlossen werden, die ebenfalls Ursache von Kopfschmerzen sein kann. Das Gleiche gilt für die Funktion der Bauchspeicheldrüse. Ihre Aufgabe ist es, den Blutzucker in Balance zu halten. Neuere Studien zeigen Zusammenhänge zwischen starken Blutzuckerschwankungen, hohen Insulinspiegeln, einer Insulinresistenz und dem gehäuften Auftreten von Kopfschmerzen. Ein geregelter Tagesablauf mit festen Essenszeiten, relativ wenig Kohlenhydraten (insbesondere Weißmehl und Zucker) und dazwischenliegenden Pausen kann hier Teil der Lösung sein.

Länger anhaltender Stress bringt das Gleichgewicht der Nebennieren durcheinander. Es sind kleine, aber bedeutende Organe, die mit einem Ungleichgewicht der Cortisol- und/oder DHEA-Bildung reagieren. Ein Blut- oder Speicheltest kann Auskunft über den Zustand der hormonbildenden Drüsen geben.

Zuletzt sei noch erwähnt, dass Östrogene und Histamin sich beeinflussen. Ein hoher Östrogenspiegel schwächt das histaminabbauende Enzym DAO (Diaminoxidase). Histamin kurbelt wiederum die Produktion von Östrogenen an.

## Arzneimittelbedingte Kopfschmerzen

Im Jahr 2023 haben nach der Allensbacher Markt- und Werbeträgeranalyse in Deutschland rund 50,9 Prozent der befragten Personen (ab dem 14. Lebensjahr) in den letzten drei Monaten rezeptfreie Schmerzmittel eingenommen. In ihrer Not schlucken viele Schmerzgeplagte unkontrolliert Schmerzmittel. Wie fatal das sein kann, beweist der gar nicht so seltene Kopfschmerz durch Medikamentenübergebrauch. Hier dreht sich der Spieß gewissermaßen um: Statt den Kopfschmerz zu lindern, wird er vom Schmerzmittel erzeugt. Fachleute gehen davon aus, dass etwa 1 bis 2 von 100 Menschen Kopfschmerzen haben, weil sie zu häufig Schmerz- oder Migränemittel anwenden. Häufiger sind Frauen mittleren Alters betroffen, die Migräne haben und zu viele Akutschmerzmittel oder Triptane einnehmen.

### Typische Beschwerden erkennen

Das Typische an diesem Kopfschmerz ist, dass er nahezu täglich auftritt und sich extrem verschlechtert, wenn eingenommene Medikamente abgesetzt werden. Man spricht daher auch von einem Entzugskopfschmerz, der zu einem Teufelskreis führen kann mit immer mehr Kopfschmerzen und immer höherem Schmerzmittelverbrauch. Die weiteren Symptome sind sehr unterschiedlich: Manche erinnern an Migräne, andere an Spannungskopfschmerzen – der Schmerzcharakter ist also nicht einheitlich, die Schmerzqualität wird als mittel eingestuft. Einige Betroffene berichten von Symptomen wie Konzentrations- und Schlafstörungen, Schwindel und/ oder Kältegefühl oder auch von migränetypischen Symptomen wie Übelkeit, Erbrechen, Licht- und Lärmempfindlichkeit.

### Ursachen

Die Ursachen für den Medikamentenübergebrauch können in einer falschen Diagnose oder einer falschen Medikamentenempfehlung und -einnahme liegen. Besonders bei einigen ängstlichen, perfektionistischen Menschen gehört es zum Ritual, prophylaktisch Schmerzmittel zu konsumieren, um den Anforderungen des Alltags standzuhalten. Statt eine Tablette auf einmal einzunehmen, wird diese halbiert oder gedrittelt und über den Tag verteilt genommen. Der geringe, aber stetige Wirkstoffspiegel im Körper stört jedoch die Schmerzabwehrfilter stärker als eine einmalige, höhere Dosis.

Bei Schmerzmitteln wie Paracetamol, ASS oder Ibuprofen gilt es als übermäßiger Gebrauch, wenn die Mittel innerhalb der letzten drei Monate an 15 oder mehr Tagen pro Monat eingenommen wurden. Bei Kombimitteln, Migränemitteln wie Triptanen und Ergotaminen gelten schon 10 Einnahmetage pro Monat als zu häufig.

Vereinfacht ausgedrückt, können Sie sich an die 10-20-Regel halten: Schmerzmittel und spezifische Migränemittel sollten an weniger als 10 Tagen pro Monat verwendet werden. Mindestens 20 Tage im Monat sollten also frei von deren Einnahme sein.

### Therapie

Der Schmerzmittelkopfschmerz ist sicher sehr unangenehm. Doch er ist der einzige, der sich richtig gut heilen lässt. Die Durchführung einer Medikamentenpause stellt sich in der Praxis leider nicht so einfach dar, denn es bedarf der Einsicht der Patienten. Bei schweren Verläufen ist eine stationäre Aufnahme nötig. Die Entzugsphase kann mit Umstellungssymptomen verknüpft sein. Dazu gehören neben starken Kopfschmerzen auch schwere Übelkeit, Erbrechen, Schwindel, Herzrasen oder Unruhe und Angstzustände. Die meisten leichten Formen werden jedoch ambulant durchgeführt. Eine Unterstützung durch die Familie, den Partner oder Freunde ist hilfreich. Klart der Kopf zum ersten Mal nach Jahren auf, wird das oft als ein euphorisches Erlebnis beschrieben. Jetzt ist der richtige Zeitpunkt, um auf alternative Heilverfahren, wie sie ab Seite 70 beschrieben sind, umzustellen, da diese nicht das Risiko eines Medikamentenkopfschmerzes bergen.

## Clusterkopfschmerz

Von einer heftigen Schmerzattacke zur nächsten – das beschreibt in wenigen

### ANTI-SCHMERZ-FAHRPLAN: ARZNEIMITTELBEDINGTE KOPFSCHMERZEN

**PFLANZENMEDIZIN**
- Mädesüß (Seite 82)
- Weidenrinde (Seite 93)
- Ingwer bei Übelkeit (Seite 76)
- Pfefferminze bei Übelkeit (Seite 89)

**VITALSTOFFE**
- Alpha-Liponsäure (Seite 112)
- Vitamin C (Seite 119)

**LEBENSFÜHRUNG**
- Trinken (Seite 58)

**ENTSPANNUNGSÜBUNGEN** (Seite 124)

**AKUPRESSUR** – je nach Lokalisation (Seite 131)

Worten den Clusterkopfschmerz. Stechende, fast unerträgliche Kopfschmerzen, die immer einseitig an der Schläfe oder sich um die Augen herum ausbreiten und periodisch gehäuft auftreten (engl. cluster = Anhäufung), werden als Clusterkopfschmerz (auch Bing-Horton-Syndrom, Horton-Neuralgie) bezeichnet. Dabei kann es bis zu acht Attacken pro Tag geben – selten sind sie noch häufiger. Clusterkopfschmerz-Attacken kommen oft nachts und dauern 15 Minuten bis zu 3 Stunden.
Diese Schmerzphasen werden aktive Clusterperioden genannt. Sie halten im Mittel 4 bis 12 Wochen an. Danach ist meist für Monate bis Jahre Ruhe. Die Beschwerden treten vor allem im Frühjahr und Herbst auf. Nach Schätzungen ist nur etwa eine von 1.000 Personen betroffen – Männer deutlich häufiger als Frauen. Im Mittel erkranken sie im Alter zwischen 20 und 40 Jahren.

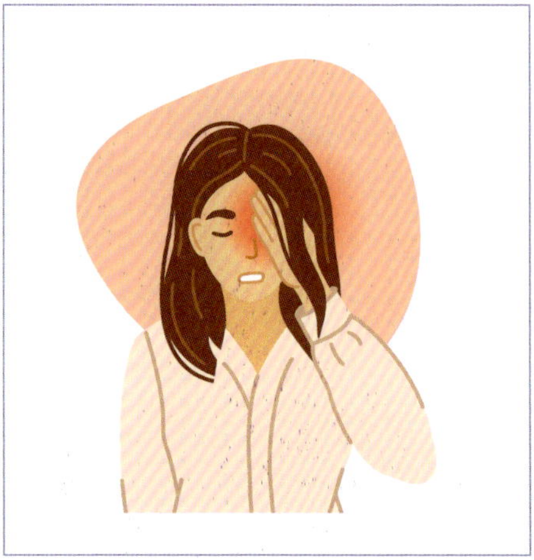

**Wie fühlen sich Clusterkopfschmerzen an?**

Ganz plötzlich treten stärkste Schmerzattacken auf, deren Qualität als bohrend, stechend oder brennend beschrieben wird. Sie betreffen so gut wie immer dieselbe Kopfseite im Bereich des Auges. Weitere und typisch einseitige Symptome sind: ein „Einsinken" des Auges (bei bis zu 70 Prozent der Betroffenen), ein tränendes und gerötetes Auge, ein leicht hängendes Augenlid wie auch eine laufende oder verstopfte Nase. Hinzukommen können Gesichtsschweiß oder Übelkeit. Charakteristisch ist auch der Drang nach Bewegung während einer Attacke, was wiederum eine relativ verlässliche Abgrenzung gegenüber der Migräne zulässt.

**Ursachen und Trigger**

Die genaue Ursache dieser neurologischen Erkrankung ist bislang unklar. Bei den Erkrankten sind einige Bereiche im Gehirn (insbesondere der Hypothalamus) überaktiv. Eine weitere Ursache kann eine Erweiterung von Blutgefäßen sein, die Gehirn und Gesicht versorgen, was wiederum Druck auf den Trigeminusnerv auslöst. Ein gehäuftes familiäres Auftreten legt das Vorhandensein genetischer Faktoren nahe. Innerhalb der Schmerzphasen können Trigger zusätzliche Beschwerden auslösen; jene gilt es herauszufinden – z. B. durch das Führen eines Tagebuchs – und zu meiden. Bekannte Trigger sind: Alkohol (selbst in kleinen Mengen), Flackerlicht, tief stehende Sonne, gleißende Helligkeit, falsche Stärke einer Sehhilfe/fehlende Sehhilfe, Gerüche (Parfum, Ausdünstungen beim Tanken), Schmerzmittel, Vitamin-D3-Mangel, Nikotin, bestimmte Lebensmittel oder Zusätze (plötzliche Freisetzung von Histamin, Glutamat, Tyramin – eine Aminosäure, die unter anderem in Hering, gealtertem Käse und Sauerkraut vorhanden ist) sowie Nitrate aus Blattgemüse und gepökelten Fleischwaren.

**Therapieansätze in der Schulmedizin**

Neurologen mit einer Spezialisierung auf Kopfschmerzen sind in der Regel die richtigen Ansprechpartner, denn zunächst muss die richtige Diagnose gestellt werden, um andere Erkrankungen wie etwa Tumore auszuschließen.

Die medizinische Behandlung des Clusterkopfschmerzes ist in eine Soforttherapie und eine Anfallsprophylaxe unterteilt. Übliche Schmerzmittel wie etwa Ibuprofen sind hier nicht wirksam, selbst starke Schmerzmittel wie Morphium helfen nicht. Sehr wirkungsvoll hingegen ist das Einatmen von 100%igem Sauerstoff gleich zu Beginn der Schmerzen. Dafür gibt es tragbare Sauerstoffgeräte mit einer speziellen Gesichtsmaske. Oft helfen Triptane (Sumatriptan und Zolmitriptan) – also Migräne-Medikamente, wenn diese gespritzt oder als Nasenspray angewendet werden. Nach 15 Minuten reduzieren sich dadurch durchschnittlich bei 8 von 10 Betroffenen die Schmerzen deutlich und durchschnittlich 5 von 10 sind dadurch schmerzfrei. Auch die zeitweilige Cortisontherapie ist bei vielen von Nutzen. Zur Anfallsprophylaxe ist das Medikament Verapamil – ein Kalzium-Antagonist – das Mittel der Wahl.

**Therapieansätze in den Naturheilpraxen**

Hier wird der Clusterkopfschmerz häufig mit Neuraltherapie behandelt. Dazu wird Procain in Abständen mehrmals in Störfelder wie etwa devitale Zähne oder Narben gespritzt. Einige Arztpraxen setzen auf eine Implantat-Akupunktur.

Die Eigentherapie ist bei dieser Kopfschmerzform begrenzt. Hilfreich sind das Aufdecken und Meiden von Triggern aus Umwelt und Ernährung.

Frische Luft und eine Sonnenbrille tun meistens sehr gut. Zwischen den episodischen Attacken treten oft sogenannte Begleitkopfschmerzen auf, die durch die starken Muskelanspannungen während der Attacken im Bereich der Schultern und des Nackens entstehen. Hilfreich sind in diesem Fall Dehnübungen, um Kiefer, Schultern und Nackenmuskulatur zu entspannen.

## ANTI-SCHMERZ-FAHRPLAN: CLUSTERKOPFSCHMERZEN

**PFLANZENMEDIZIN**
- Ingwer (Seite 76)
- Pfefferminze – sofern die ätherischen Öle nicht triggern (Seite 89)

**VITALSTOFFE**
- Magnesium (Seite 115)

**LEBENSFÜHRUNG**
- Ernährung (Seite 62)

**ENTSPANNUNGSÜBUNGEN** (Seite 124)

**MUSKELGRUPPEN DEHNEN** – bei Begleitkopfschmerzen (Seite 135)

### Trigeminusneuralgie

Die Trigeminusneuralgie äußert sich in starken einseitigen Gesichtsschmerzen. In der Regel tritt sie erst ab dem 40. Lebensjahr auf und der Erkrankungsgipfel liegt zwischen dem 70. und 80. Lebensjahr. Frauen leiden häufiger als Männer unter dem Gesichtsschmerz. Pro Jahr erkranken in Deutschland zehn von 100.000 Menschen neu an einer Trigeminusneuralgie; die Diagnose erfolgt mittels Anamnese, einer genauen Beschreibung der Schmerzqualität und einer Magnetresonanztomografie (MRT) des Kopfes.

**Typische Beschwerden erkennen**

Typisch sind plötzliche, blitzartige Schmerzen, ausgelöst durch Kauen, Sprechen, Zähneputzen oder Waschen des Gesichts mit kaltem Wasser. Oft reicht ein Windhauch aus und ein elektrisierender Schmerz fährt wie ein Blitz durchs Gesicht. Die Schmerzen können bis zu 100-mal am Tag einsetzen, treten dabei aber immer nur einseitig auf. Die einzelne Schmerzattacke ist typischerweise von sehr kurzer Dauer (wenige Sekunden), kann aber auch in mehreren Salven auftreten. Das Intervall zwischen den Attacken ist meist schmerzfrei.
Die Schmerzintensität ist sehr hoch, sodass Betroffene in ihrer Lebensqualität meist massiv eingeschränkt sind. Da die Schmerzen oft in den Kiefer ausstrahlen, haben Betroffene in der Regel bereits ausgedehnte zahnärztliche Abklärungen und Behandlungen hinter sich. Zahnextraktionen lindern die Schmerzen jedoch nicht.

**Ursachen**

Die Schmerzen entstehen durch Druck, Trauma oder Entzündung des fünften Hirnnervs (Trigeminusnerv). Dieser Nerv leitet Empfindungen wie z. B. Kälte oder Schmerz vom Gesicht zum Gehirn weiter. Selten sind andere Erkrankungen der Auslöser, z. B. Multiple Sklerose und einige gutartige Hirntumore.

**Therapie in der Schulmedizin**

Klassische Schmerzmittel sind nicht wirksam. Meistens wird mit Mitteln gegen Krampfanfälle behandelt. Pregabalin (Lyrica®), Carbamazepin (Tegreteol®), Gabapentin (Neurontin®) und Baclofen (Lioresal®) sind gängige Medikamente hierfür. Der Wirkstoff Carbamazepin ist zwar sehr wirksam, hat aber viele Nebenwirkungen. Können die Schmerzen medikamentös nicht kontrolliert werden, stehen mehrere Möglichkeiten, z. B. eine Operation nach Janetta oder eine absichtliche Schädigung von Schmerzfasern, die aus dem Trigeminusnerv hervorgehen, zur Verfügung.

**Alternative Therapieoptionen**

Anders als in der Schulmedizin gibt es in der Naturheilkunde schonende und dabei erfolgreiche Behandlungsmöglichkeiten, z. B. die Neuraltherapie.

## ANTI-SCHMERZ-FAHRPLAN: TRIGEMINUSNEURALGIE

**PFLANZENMEDIZIN**

- Baldrian (Seite 72)
- Ingwer (Seite 76)
- Johanniskraut (Seite 79)
- Mädesüß (Seite 82)
- Mutterkraut (Seite 84)
- Pfefferminze (Seite 89)
- Weidenrinde (Seite 93)

**UMSCHLÄGE, AUFLAGEN & CO.**

- Capsaicin (Seite 96)
- Meerrettich (Seite 99)

**VITALSTOFFE**

- Vitamin-B-Komplex (Seite 117)
- Vitamin C (Seite 119)
- Vitamin E (Seite 120)

**ENTSPANNUNGSÜBUNGEN**

(Seite 124)

**AKUPRESSUR** –

im schmerzfreien Intervall durchzuführen; im akuten Schub können zu stark stimulierte Triggerpunkte einen Anfall provozieren (Seite 131)

# WEITERE SCHMERZARTEN

Folgende ausgewählte Kopfschmerzarten differenzieren entweder den Spannungskopfschmerz weiter oder sind sekundäre Kopfschmerzarten, die gut mit naturheilkundlichen Mitteln behandelt werden können.

## Wetterfühligkeit

Unter Wetterfühligkeit versteht man im Allgemeinen eine wetterbedingte Veränderung des körperlichen und seelischen Allgemeinbefindens. Kopfschmerzen, Schwindel, Müdigkeit, Unwohlsein führen die Betroffenen auf das Wetter zurück. Das Phänomen ist weitverbreitet und nicht neu – bereits der griechische Arzt Hippokrates (460–370 v. Chr.) wusste seinerzeit davon zu berichten.

### TAGEBUCH FÜHREN

Notieren Sie die Wetterlage und den Zeitpunkt der Kopfschmerzattacken im Kopfschmerztagebuch (siehe vordere Innenklappe). Wer die wetterbedingten Trigger kennt, kann rechtzeitig auf naturheilkundliche Maßnahmen setzen und so Kopfschmerzattacken lindern oder gar vermeiden.

**Ursachen**

Besonders wenn die Temperaturen schwanken, haben Betroffene zu kämpfen. Beispielsweise, wenn das berüchtigte Aprilwetter mit einer raschen Abfolge von Sonnenschein, Bewölkung und Regen herrscht. Oder wenn es im Hochsommer bei über 30 Grad heiß und drückend schwül ist. Und dann plötzlich eine Kaltfront heranfegt und die Temperatur innerhalb weniger Stunden in den Keller sackt.

Nach Aussagen des Deutschen Wetterdienstes reagiert jeder Mensch auf das Wetter. Denn der Körperkern muss für eine optimale Organfunktion auf einer konstanten Temperatur gehalten werden. Unsere normale Körpertemperatur liegt bei rund 37 °C. Auf Temperatur- und Wetteränderungen reagiert der Körper deshalb mit Regulationen des vegetativen Nervensystems, die zudem Auswirkungen auf den Hormonhaushalt haben.

## ANTI-SCHMERZ-FAHRPLAN: KOPFSCHMERZ DURCH WETTERFÜHLIGKEIT

**PFLANZENMEDIZIN**

- Baldrian (Seite 72)
- Weißdorn-Presssaft – siehe auch niedriger Blutdruck (Seite 43)
- Melissengeist als Kräuterdestillat (Kräuterfrau Melissengeist): Viele Menschen schwören noch auf das alte Heilrezept und die wohltuende Wirkung der Tropfen in Wasser bei Wetterfühligkeit. Dazu 5 bis 10 ml Klosterfrau Melissengeist in eine Tasse Tee geben.

**UMSCHLÄGE, AUFLAGEN & CO.**

- Stirnkompresse mit Arnika (Seite 101)

**BEWEGUNG** (Seite 122)

**WASSERANWENDUNGEN**

- Flachgüsse (Seite 105)
- Fußbäder (Seite 106)
- Wechselduschen (Seite 110)

Nun gibt es Menschen, die von diesen körpereigenen Anpassungen nichts oder nur geringfügig etwas mitbekommen. Wetterfühlige Menschen hingegen besitzen eine niedrige Reizschwelle. Als weitere Trigger gelten Luftdruckschwankungen, geomagnetische Aktivitäten, elektromagnetische Felder vor Gewittern, Schlecht- oder Schönwetterfronten.

### Höhenluft mit Sauerstoffmangel

Um in einen Sauerstoffmangel zu gelangen, brauchen Sie keinen 8000er zu erklimmen. Ein Sauerstoffmangel wirkt sich bereits oberhalb von 2.000 bis 2.500 Metern über dem Meeresniveau spürbar auf den menschlichen Körper aus. Bergwanderer und Mountainbiker in den Alpen oder Radrennfahrer bei Passüberfahrten können hiervon betroffen sein. Bereits ab einer Höhe von 1.500 Metern erhöht sich die Atemfrequenz bei Gesunden und die Sauerstoffaufnahme der Lunge nimmt pro 100 Meter um durchschnittlich 1 Prozent ab.

#### Typische Beschwerden

Leitsymptom ist der Leistungsverlust in der Höhe. Hinzu kommen Kopfschmer-

## ANTI-SCHMERZ-FAHRPLAN: KOPFSCHMERZ BEI HÖHENLUFT

**PFLANZENMEDIZIN**

- Rosenwurz: Präparate aus der Rosenwurz (Rhodiola rosea) erhöhen die Blutversorgung in den Muskeln und schützen vor der Höhenkrankheit bei nachlassender Kraft mit Kurzatmigkeit, Schweißausbrüchen und Kopfschmerzen. Beispielpräparat: rhodioLoges® (2-mal tägl. 1 Kapsel, Einnahme mindestens 1 Woche vor Reiseantritt).
- Melissengeist als Kräuterdestillat (Kräuterfrau Melissengeist): Viele Menschen schwören noch auf das alte Heilrezept und die wohltuende Wirkung der Tropfen in Wasser bei Wetterfühligkeit. Dazu 5 bis 10 ml Klosterfrau Melissengeist in eine Tasse Tee geben.

**LEBENSFÜHRUNG**

- Trinken (Seite 58)

**VITALSTOFFE**

- Magnesium (Seite 115)
- Eisen in einer verträglichen Form: Hämoglobin (das Hauptprotein der Erythrozyten; es gibt den roten Blutkörperchen ihre Farbe) besteht zu einem großen Teil aus Eisen und transportiert den Sauerstoff. Beispielpräparat: Kräuterblut Floradix® mit Eisen (Salus): 50 ml tägl. Mit der Einnahme bereits 1 bis 2 Wochen vor Antritt der Reise beginnen.

**AKUPRESSUR –**
je nach Lokalisation (Seite 131)

zen, bei stärkeren Symptomen auch mit Schwindel, Übelkeit, Erbrechen und Schlafstörungen. Meist manifestiert sich der Kopfschmerz an der Stirn und an den Schläfen, selten ist er einseitig oder im Hinterkopf. Der Kopfschmerz verstärkt sich durch körperliche Anstrengung. Deshalb sollten Sie sich beispielsweise im Urlaub einige Tage Ruhe gönnen, um sich zu akklimatisieren, ehe Sie die körperliche Aktivität steigern.

### Niedriger Blutdruck

Ein normaler Blutdruck liegt bei etwa 120 zu 80 mmHg. Von einem niedrigen Blutdruck (Hypotonie) spricht man bei

Werten unter 110 (Mann)/100 (Frau) zu 60 mmHg. Grund zur Sorge ist ein niedriger Blutdruck meist nicht. In vielen Fällen können einfache Maßnahmen da-

## ANTI-SCHMERZ-FAHRPLAN: KOPFSCHMERZ DURCH ZU NIEDRIGEN BLUTDRUCK

**PFLANZENMEDIZIN**

- Rosmarin (Rosmarinus officinalis): Rosmarin war schon im Mittelalter ein bewährtes Mittel bei Kreislaufstörungen mit niedrigem Blutdruck.
  Die Anwendungen steigern den Durchfluss der Herzkranzgefäße und wirken insgesamt durchblutungsfördernd.
  - Anwendung als Tee:
  1 TL Rosmarinblätter mit 1 Tasse heißem Wasser übergießen, 7 Minuten bedeckt ziehen lassen, dann abseihen.
  Zur Wirkverstärkung können dem Tee 10 bis 20 Tropfen Rosmarintinktur zugegeben werden.
  - Rosmarinfußbad (Seite 109)
  - Rosmarinduschgel:
  10 Tropfen ätherisches Rosmarinöl mit 2 EL Mandelöl mischen und unter das Duschgel mischen.
- Weißdorn (Crategus spec.): Ein Presssaft aus Weißdornblüten und -blättern sorgt bei einem primären – auch konstitutionellen oder idiopathischen – Blutunterdruck wie auch bei schwülem Wetter für Besserung bei Kreislaufproblemen wie Kopfschmerz und Schwindel und ist ein sanftes Mittel, um den zu niedrigen Blutdruck zu regulieren.
  Fertigpräparat Naturreiner Heilpflanzensaft Weißdorn (Schoenenberger): 3-mal tägl. vor den Mahlzeiten 10 ml Presssaft verdünnt mit Wasser einnehmen.

**UMSCHLÄGE, AUFLAGEN & CO.**

- Senfmehlkompresse (Seite 98)

**LEBENSFÜHRUNG**

- Bewegung (Seite 122)
- Trinken (Seite 58)

**WASSERANWENDUNGEN**

- Wechselduschen (Seite 110)

zu beitragen, den Blutdruck zu stabilisieren bzw. dafür sorgen, dass er nicht zu stark abfällt. Tritt das Problem gehäuft auf, ist es dennoch wichtig, die Ursache ärztlich abklären zu lassen.

### Typische Symptome

Häufiger von niedrigem Blutdruck betroffen sind junge schlanke Menschen (vor allem Mädchen und Frauen) sowie ältere Menschen mit niedrigem Körpergewicht.
Meist zeigt sich niedriger Blutdruck durch unterschiedliche Kreislaufbeschwerden. Dazu gehören neben Schwindel, Kaltschweißigkeit, kalten Händen und Füßen, Konzentrationsstörungen, Müdigkeit und Antriebslosigkeit auch pulsierende Kopfschmerzen, die aus der mangelnden Blutversorgung im Kopf resultieren.

### Ursachen

Während sich bei einigen Menschen die Gründe für den niedrigen Blutdruck nicht ausfindig machen lassen, gelten generell als potenzielle Ursachen: Flüssigkeitsmangel, Blutverluste (beispielsweise durch starke Menstruation), Störungen im Hormonhaushalt wie Diabetes oder Schilddrüsenunterfunktion, Herz- und Nierenerkrankungen, die zu einer schlechten Durchblutung führen, bestimmte Medikamente (Diuretika = „Wassertabletten", Antidepressiva, überdosierte Blutdruckmedikamente), Schwangerschaft oder schwüles Wetter. Zu den Therapieoptionen gehören deshalb das Erkennen und Weglassen der Auslöser bzw. der Noxen (der schädigenden Stoffe oder Umstände) sowie auch die Behandlung der zugrunde liegenden Erkrankung.

## Bluthochdruck

Bluthochdruck (Hypertonie) ist ein chronischer Zustand, bei dem der Druck des Blutes in den Arterien dauerhaft über einem Wert von 140/90 mmHg liegt. Bluthochdruck schädigt auf Dauer wichtige Organe wie das Herz und seine versorgenden Gefäße (Herzkranzgefäße) sowie alle weiteren Blutgefäße wie die des Gehirns und der Nieren und muss deshalb unbedingt behandelt werden. Die Ursachen sind vielfältig und reichen von einer genetischen Komponente und Übergewicht (Hinweis: Der Blutdruck steigt meist mit dem Körpergewicht und dem Lebensalter. Jedes Kilogramm weniger auf der Waage senkt den Blutdruck. Nimmt man 5 bis 10 Kilogramm ab, sinkt der Blutdruck im Schnitt so stark wie bei einer Monotherapie mit einem Diuretikum), hohem Lebensalter, wenig Bewegung und Sport, dauerhaftem Stress, Umgebungsbelastungen wie Straßenlärm und Fluglärm bis hin zu hohem Konsum von Genussmitteln (insbesondere Alkohol, weniger Kaffee) und Salz. Grunderkrankungen wie Tumore oder Nierenerkrankungen und be-

# ANTI-SCHMERZ-FAHRPLAN: KOPFSCHMERZ BEI BLUTHOCHDRUCK

**PFLANZENMEDIZIN**

- Bärlauch (Allium ursinum) als Frischpflanzensaft.
  Die Schwefelverbindungen wirken ähnlich wie ACE-Hemmer (Medikamente zur Blutdrucksenkung), verhindern zudem, dass sich Schaumzellen an den Innenwänden der Gefäße anlagern, und hemmen die Verklebung von Blutplättchen (Thrombozyten). Anwendung als Frischsaft Naturreiner Pflanzensaft Bärlauch (Schoenenberger): 30 ml tägl. oder Tinktur, z. B. Bärlau Essenz (Nestmann): 2- bis 3-mal tägl. 1 TL. Anwendung kurmäßig über mehrere Wochen.
- Mistel (Viscum album) lindert auch Beschwerden, die mit erhöhtem Blutdruck in Zusammenhang stehen, wie Kopfschmerzen, Schwindel, Reizbarkeit, verminderte Leistungsfähigkeit. Erhöhter Bluthochdruck reagiert auf Mistelpräparate ebenso positiv wie zu niedriger Blutdruck.
  Was zunächst paradox klingt, ist dadurch zu erklären, dass die Wirkung über eine Regulierung des Kreislaufs und Stärkung des Herzens erfolgt. Ein blutdrucksenkender Effekt stellt sich erst nach längerer Anwendung ein. Beispielpräparat: Mistel Curarina® Tropfen (Harras): Anwendung: 2- bis 3-mal tägl. 20–30 Tropfen. Vor der Einnahme von Mistelpräparaten den Arzt befragen.

**UMSCHLÄGE, AUFLAGEN & CO.**

- Senfmehlkompresse (Seite 98)
- Meerrettichauflage (Seite 99)

**VITALSTOFFE**

- Coenzym Q10 (Seite 114)
- Magnesium (Seite 115)

**LEBENSFÜHRUNG**

- Bewegung (Seite 122)

**ENTSPANNUNGSÜBUNGEN**

(Seite 124)

**WASSERANWENDUNGEN**

- Flachgüsse (Seite 105)
- Fußbäder (Seite 106)
- Wechselduschen (Seite 110)

**AKUPRESSUR**

- Dickdarm 4 (Seite 133)
- Magen 36 (Seite 134)

stimmte Medikamente (Cortison, Rheuma- und Krebsmedikamente) können den Blutdruck ebenfalls erhöhen.

### Typische Symptome und Therapieansätze

Die Tatsache, dass Beschwerden oft lange Zeit fehlen oder nur sehr gering auftreten, ist ein wesentlicher Grund dafür, warum Bluthochdruck meist erst spät erkannt wird. Bei diesen Beschwerden sollten Sie den Blutdruck überprüfen lassen: Kurzatmigkeit, Herzrasen, Herzrhythmusstörungen, Erektionsstörungen, Nervosität, Reizbarkeit, Seh- und Schlafstörungen, roter Kopf, Schweißausbrüche, Schwindel und Ohrensausen und eben auch Kopfschmerzen. Menschen mit Bluthochdruck erwachen mitunter mit Kopfschmerzen infolge eines nächtlich hohen Blutdrucks. Diese werden vor allem am Hinterkopf oder als Klopfen an den Schläfen wahrgenommen und verschwinden im Laufe des Tages meist wieder von allein, können aber auch als leichter Schmerz anhalten. Durch Bluthochdruck ausgelösten Kopfschmerz sollten Sie unbedingt ernst nehmen und den Arzt konsultieren. Bei Messwerten ab 160/100 mmHg raten Experten in der Regel zu einer medikamentösen Langzeittherapie.
Heilpflanzenanwendungen können diese unterstützen oder nach gründlicher Anamnese und Untersuchung alleinig eingesetzt werden.

## Katerkopfschmerz, Hangover

Ein Abend an der Cocktailbar oder im Bierzelt kann sehr genussvoll sein. Doch am nächsten Morgen wartet oft eine unliebsame Überraschung: der „Kater" – und man fühlt sich krank wie bei einer Grippe. Kopfschmerz ausgelöst durch Alkohol ist eine der häufigsten Formen von sekundären Kopfschmerzen und es gibt in der Internationalen Klassifikation von Kopfschmerzerkrankungen (ICHD-3) dafür sogar ein eigenes Kapitel.

### Typische Beschwerden

Die typischen Kopfschmerzen machen sich meist 5 bis 12 Stunden nach der Alkoholaufnahme bemerkbar und klingen spätestens nach 72 Stunden wieder ab. Sie treten an Stirn und beiden Schläfen auf, sind meist pulsierend und verstärken sich durch körperliche Aktivität. Viele verspüren noch weitere Symptome, die sich jedoch von Mensch zu Mensch unterscheiden können: ein flaues Gefühl im Magen oder Übelkeit, Durchfall, Müdigkeit, Muskelschmerzen, Konzentrationsstörungen und Licht- und Geräuschempfindlichkeit.

### Ursachen

Beim Abbau von Alkohol in der Leber entstehen Alkohol-Abbauprodukte (Essigsäure, Acetaldehyd, Sauerstoffradikale), die die Zellmembranen angreifen und Kopfschmerzen hervorrufen können.

Bitte deshalb nicht einfach zur Tablette greifen, denn es gilt: Vorsicht vor Paracetamol! Der Wirkstoff wird vor allem über die Leber abgebaut, die bei einem Katerkopfschmerz ohnehin schon überlastet ist. Außerdem können sich verstärkt lebertoxische Stoffe bilden.
Ähnlich wie Kaffee hat Alkohol eine harntreibende Wirkung. Obwohl man den ganzen Abend alkoholische Getränke zu sich nimmt, dehydriert der Körper allmählich. Das zeigt sich daran, dass man während des Trinkens viel häufiger zur Toilette muss. Mit dem Wasser werden auch wichtige Mineralien ausgeschwemmt. Es wird demnach davon ausgegangen, dass Alkohol-Abbauprodukte in Verbindung mit einem Flüssigkeits- und Mineralstoffmangel verantwortlich für die Katerbeschwerden sind.
Für Menschen, die unter Migräne oder Clusterkopfschmerzen leiden, können bereits geringe Alkoholmengen auslösende Trigger sein. Und Rauchen verstärkt generell die Beschwerden.
Wie stark sich die Alkoholnachwirkungen bemerkbar machen, hängt übrigens nicht nur davon ab, wie viel Alkohol man verträgt und getrunken hat. Die in manchen Getränken enthaltenen Begleitalkohole (Fuselöle – sie finden sich besonders in Cognac, Wein, Tequila und Likören) können bei empfindlichen Personen den Kater verstärken, ebenso das Trinken auf nüchternen Magen. Auch ist nicht immer der Alkohol Grund für die Kopfschmerzen am Tag danach. Es kann auch am Histamin liegen, das in Sekt und den meisten Rotweinen in größerer Menge vorhanden ist.
**Tipp:** Die weitverbreitete Annahme, man solle am nächsten Tag ein Konterbier trinken, ist medizinisch nicht haltbar; ein reichhaltiges Katerfrühstück wie auch ein „Hangover-Smoothie" können das Wohlbefinden jedoch steigern.

## HANGOVER-SMOOTHIE

**Zutaten**

1 große Banane
½ reife Avocado
1 Orange
2 Eiswürfel
1 kleines Stück Ingwer
einige Pfefferminz- und Melissenblätter
½ bis 1 TL Honig
250 ml Kokoswasser

So geht's:
Alle Zutaten in den Mixer geben und zu einer Mischung von cremiger Konsistenz pürieren. Den Smoothie dann Schluck für Schluck genießen.

## ANTI-SCHMERZ-FAHRPLAN: KATERKOPF-SCHMERZ

**PFLANZENMEDIZIN**

- Ingwer als Tee oder im Smoothie (Seite 76)
- Pfefferminze (Seite 89)

**VITALSTOFFE**

- Magnesium (Seite 115)
- Vitamin C (Seite 119)

**LEBENSFÜHRUNG**

- Trinken (Seite 58)
- Guarana (Seite 67)
- Bewegung (Seite 122)

**WASSERANWENDUNGEN**

Wechselduschen (Seite 110)

**AKUPRESSUR** –

je nach Lokalisation (Seite 131)

### Kopfschmerzen bei Infekten (Erkältung, Grippe, Corona-Infektion)

Das ganze Jahr hindurch, jedoch besonders wenn die Wolken sich am Himmel verdunkeln, der Wind pfeift und uns Regentropfen ins Gesicht bläst, sollten wir gut gewappnet gegen Infekte sein. Schnell läuft dann die Nase, die Augen tränen, es kratzt im Hals und Grippe-, Corona- und andere Virusfälle um uns herum häufen sich. Meist leistet das Immunsystem eine hervorragende Arbeit, doch einige Menschen sind anfälliger für Erkrankungen. Erwachsene mit schwachem Immunsystem leiden etwa viermal jährlich – Kinder noch häufiger – an Infekten.
Ein starkes Immunsystem ist der zentrale Wächter der Gesundheit und die effektivste Verteidigungslinie des Körpers gegen Krankheitserreger aller Art.

**Typische Symptome**

Auslöser für Infekte sind oft Viren, beispielsweise Rhino-, Adeno-, Influenza- oder Coronaviren. Die Ansteckung erfolgt über eine Tröpfcheninfektion, d.h. über feinste Tröpfchen beim Husten oder Niesen. Die Viren gelangen dann über die Hände an die Schleimhäute oder werden direkt eingeatmet. Sie verursachen verschiedene Symptome: ein allgemeines Krankheitsgefühl, Müdigkeit, Hals- oder Ohrenschmerzen, Fieber und eben auch Kopfschmerzen. Kopfschmerzen durch entzündete Nebenhöhlen sind vor allem um die Augen, im Oberkiefer und im Stirnbereich zu spüren und verschlimmern sich typischerweise beim Bücken und bei Erschütterungen. Charakteristisch bei einer echten Grippe – auch Influenza genannt – sind Kopfschmerzen, die deutlich ausgeprägter auftreten als während eines grippalen Infekts. Kopfschmerzen unterschiedlicher Stärke werden als ein häufiges und früh einsetzendes Symptom einer Corona-Infektion beschrieben.

**Ursachen**

Ursache für die Kopfschmerzen bei Infekten sind zum einen veränderte Druckverhältnisse in den Atemwegen, zum Beispiel durch eine verstopfte Nase

## ANTI-SCHMERZ-FAHRPLAN: KOPFSCHMERZ BEI INFEKTEN

**PFLANZENMEDIZIN**

- Dampfinhalation mit ätherischen Ölen – befreit die Nase und lindert den Kopfschmerz:
  Dampfinhalationen helfen, die Nase zu belüften und das Druckgefühl im Kopf zu lindern. Ätherische Öle können zudem durch ihre antiviralen, antibakteriellen und immunstimulierenden Eigenschaften den Heilungsprozess beschleunigen. Geeignet sind beispielsweise Salbei, Thymian oder Pfefferminze. Für Schwangere, Säuglinge, Kleinkinder und Asthmatiker können stark riechende ätherische Öle jedoch gefährlich sein.
  2 bis 5 Tropfen ätherisches Öl auf 1 TL Meersalz tropfen und in 2 Litern 70 °C heißem Wasser verrühren. 5 bis maximal 10 Minuten abwechselnd durch Mund und Nase inhalieren. Bei Bedarf 2- bis 3-mal tägl. durchführen, jedoch nicht länger als über einen Zeitraum von 1 Woche.
- Ingwer (Seite 76)
- Mädesüß (Seite 82)
- Weidenrinde (Seite 93)

**UMSCHLÄGE, AUFLAGEN & CO.**

- Senfmehlkompresse (Seite 98)
- Meerrettichauflage (Seite 99)

**VITALSTOFFE**

- Vitamin C (Seite 119)

**LEBENSFÜHRUNG**

- Bewegung (Seite 122)

**WASSERANWENDUNGEN**

- Ansteigendes Fußbad (Seite 108)
- Vollbad (Seite 111)

**AKUPRESSUR** –
je nach Lokalisation (Seite 131)

**MUSKELGRUPPEN DEHNEN**
(Seite 135)

oder entzündete Nasennebenhöhlen. Zum anderen entstehen die Kopf- und Gliederschmerzen als Begleiterscheinung der Immunabwehr des Körpers gegen die Viren.
Bestimme Botenstoffe, die Zytokine, steuern die Reaktion des Körpers auf Infektionen, Entzündungen und Verletzungen. Sie können eine Entzündung verstärken, d. h. pro-inflammatorisch wirken, oder die Heilung fördern, also anti-inflammatorisch wirken. Bei einer Coronavirus-Infektion geht man beispielsweise von einem Anstieg der pro-inflammatorischen Zytokine aus. In der Folge können diese eine Entzündungsreaktion anstoßen, aus der wiederum starke Kopfschmerzen resultieren können.
Eine weitere mögliche Ursache könnte die Aktivierung des trigeminovaskulären Systems sein. Dazu gehört unter anderem der Trigeminusnerv, der das Gesicht mit dem Gehirn verbindet. Das Coronavirus kann möglicherweise direkt in dieses Nervensystem eindringen, es aktivieren und so starke Kopfschmerzen auslösen.
Zudem können Coronaviren auch die Lunge befallen und zu einem Sauerstoffmangel im Blut führen, was ebenfalls Kopfschmerzen verursachen kann. Nicht zu vergessen, dass auch ein banaler Flüssigkeitsmangel in diesem Zusammenhang Kopfschmerzen noch verstärken kann.

**Allgemeine Maßnahmen**

- Schonen Sie sich und gönnen Sie sich Ruhe und Entspannung. Das gilt vor allem bei Fieber.
- Trinken Sie ausreichend, mindestens 2 Liter pro Tag. Je höher das Fieber, desto mehr Flüssigkeit braucht Ihr Körper. Ausreichendes Trinken sorgt zudem für das Ausscheiden von wasserlöslichen Toxinen über den Urin.
- Hin und wieder stoßlüften: Eine angefeuchtete und sauerstoffreiche Raumluft wird meist als angenehm empfunden.
- Zum Arzt: Wenn die Kopfschmerzen durch Infekte sehr stark sind, selbst nach drei Tagen nicht abklingen, das Fieber über 39 Grad steigt, Übelkeit, Erbrechen, Sehstörungen oder ein steifer Nacken hinzukommen, unbedingt den Arzt aufsuchen.

## Stressbedingte Kopfschmerzen

Wir können nicht jedem Stress aus dem Weg gehen. Stress ist aber etwas anderes als eine akute Überlastung; es ist eher ein altes Steinzeitprogramm, das die Überschrift „fight or flight" trägt. Die schnelle Entscheidung, ob angesichts eines Mammuts oder Säbelzahntigers Flucht oder Kampf die klügere Wahl ist, hat bei unseren Vorfahren oft über Leben und Tod entschieden. Und auch heute noch schaltet der menschliche Körper bei Bedrohung quasi in diesen Automatikmodus. Blitzschnell müssen Entscheidungen getroffen und alle Ressourcen zur Verfügung gestellt werden. Anders als heute waren solche Situationen bei unseren Vorfahren aber meist nur von kurzer Dauer und der Körper hatte dann wieder ausreichend Zeit, sich zu regenerieren. Aus Sicht der Evolution ist Stress deshalb ein Kurzzeit-Notfallprogramm auf eine akute Bedrohung. Der Mensch ist nicht darauf ausgerichtet, Stress lang anhaltend zu ertragen.

**Ursachen**

Wenn bestimmte Areale des Gehirns (gemeint ist hier das limbische System) Informationen als Stress interpretieren, folgt die Aktivierung des Sympathikus (Stressnerv) mit einer Hormonausschüttung. Adrenalin, Noradrenalin und Cortisol sorgen dafür, dass den Skelettmuskeln und dem Gehirn schnell große Mengen an Energie und Sauerstoff zur Verfügung gestellt werden. Weitere Hormone, Botenstoffe und körpereigene Eiweiße, die sogenannten Zytokine, werden aktiviert. Der Herzschlag und die Atmung beschleunigen sich, Wachheit, Blutdruck und Muskelspannung steigen.

Stressauslöser – auch Stressoren genannt – sind innere und äußere Faktoren, die uns unsere Energie rauben. Seelische wie auch körperliche Umstände, die wir meist nicht kontrollieren können, spielen dabei eine Rolle. Hinzu kommen Einflüsse aus der Nahrung, der Umwelt, durch Chemie oder Mikroorganismen. Die wichtigsten Stressoren unserer Zeit sind: Zeit- und Leistungsdruck im Berufsleben, Konflikte in der Schule, am Arbeitsplatz oder in der Familie, Informationsflut, Dauererreichbarkeit, künstliches Licht, chronische Erkrankungen, Verletzungen und Unfälle. Auch Fast Food und Fertiggerichte mit künstlichen Zusätzen, Alkohol, Nikotin und Drogen zählen dazu. Eine überzogene An-

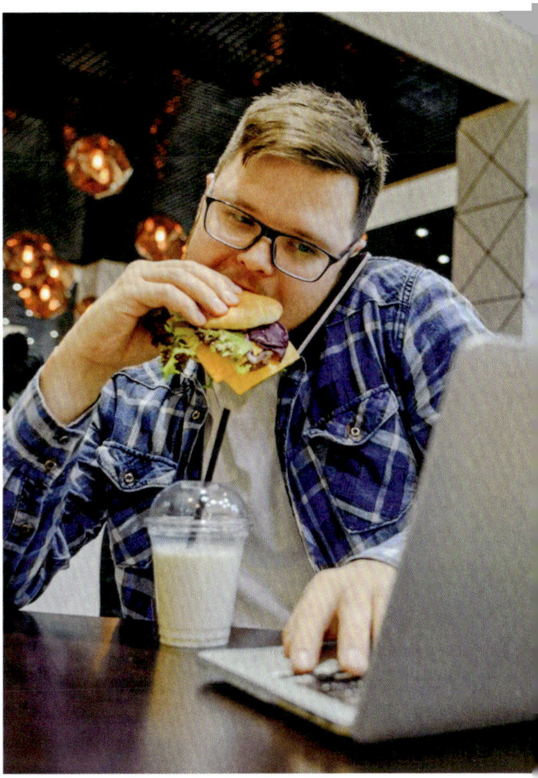

## ANTI-SCHMERZ-FAHRPLAN: STRESSBEDINGTE KOPFSCHMERZEN

**HEILPFLANZEN**

- Baldrian (Seite 72)
- Johanniskraut (Seite 79)
- Lavendelöl: Einreibungen und Massagen mit Lavendelöl wirken entkrampfend, sodass sich Kopfschmerzen und sorgenvolle Gedanken lösen. Dazu werden 3 Tropfen des ätherischen Öls mit 10 ml Basisöl (Mandelöl) vermischt und an der schmerzenden Stelle eingerieben.

**UMSCHLÄGE, AUFLAGEN & CO.**

- Heublumensack (Seite 102)

**VITALSTOFFE**

- Coenzym Q10 (Seite 114)
- Magnesium (Seite 115)

**LEBENSFÜHRUNG**

- Bewegung (Seite 122)

**ENTSPANNUNGSÜBUNGEN**
(Seite 124)

**WASSERANWENDUNGEN**

- Flachgüsse (Seite 105)
- Fußbäder (Seite 106)
- Vollbäder (Seiten 73, 111)

**AKUPRESSUR** –
je nach Lokalisation (Seite 131)

**MUSKELGRUPPEN DEHNEN**
(Seite 135)

spruchshaltung an sich selbst und enorme Verpflichtungen wachsen vielen über den Kopf.

### Typische Symptome

Wenn der alltägliche Stress ausufert und wir gar nicht mehr abschalten können, führt die hohe Belastung und Überforderung zu unterschiedlichen körperlichen Symptomen. Stress scheint dabei einer der häufigsten Auslöser von Kopfschmerzen zu sein. Das hormonelle Durcheinander, das der Stress im Körper verursacht, ist dabei ein bedeutender Faktor. So gilt ein schwankender Cortisolspiegel unter Medizinern als hauptverdächtiger Urheber von Kopfschmerzen. Zudem werden bei Stress die Katecholamine Adrenalin und Noradrenalin vermehrt ausgeschüttet, was zu einer Verengung der Blutgefäße und einem erhöhten Muskeltonus mit Muskelverspannungen führt. Eine Änderung des Lebensstils kombiniert mit naturheilkundlichen Maßnahmen sind besonders effektive Therapieoptionen.

## Nackenschmerzen mit Kopfschmerzen/HWS-Syndrom

Die sieben Halswirbel zwischen Kopf- und Brustwirbelsäule bilden die Halswirbelsäule. Diese ist durch Dauerbelastung in Beruf und Alltag die Schwachstelle der Wirbelsäule. Das HWS-Syndrom (auch: Zervikalsyndrom) beschreibt Nackenschmerzen, Schmerzen im oberen Rücken und Schulterschmerzen, die ihren Ursprung in der Halswirbelsäule haben. Die Symptome des HWS-Syndroms reichen von moderaten Verspannungen bis hin zu einschränkenden, starken Schmerzen, die in Arm, Hand und in den Kopf ausstrahlen können.

Rund jeder zweite Kopfschmerz wird durch Muskelverspannungen im Hals-, Nacken- und Schulterbereich verursacht. Verkrampfen sich die Muskeln im Nackenbereich, werden häufig Nerven gereizt oder eingeklemmt, die in den oberen drei Wirbeln der Halswirbelsäule (C1 bis C3) entspringen. Dabei können Spannungskopfschmerzen entstehen.

**Die häufigsten Ursachen: Fehlhaltungen, Dauersitzen, Stress**

Veränderungen, Erkrankungen und Störungen der Muskulatur und Wirbel bzw. der Gelenke (aufgrund von Altersverschleiß, Bewegungsmangel, Stürzen, Verletzungen oder Stress) gelten als Ursache für das HWS-Syndrom. In der Praxis führt vielfach eine falsche Körperhaltung dazu, dass die Halswirbelsäule stark beansprucht wird und so Beschwerden entstehen. Auch nächtliches Zähneknirschen und kalte Zugluft können zu hartnäckigen Verspannungen führen, die Kopfschmerzen verursachen. So verschieden die Ursachen sind, so vielschichtig sind daher auch die Symp-

### ANTI-SCHMERZ-FAHRPLAN: HWS-SYNDROM

**HEILPFLANZE**

- Teufelskralle (Seite 92)

**UMSCHLÄGE, AUFLAGEN & CO.**

- Capsaicin (Seite 96)
- Heublumensack (Seite 102)

**VITALSTOFFE**

- Magnesium (Seite 115)

**LEBENSFÜHRUNG**

- Bewegung (Seite 122)

**ENTSPANNUNGSÜBUNGEN**

(Seite 124)

**WASSERANWENDUNGEN**

- Flachgüsse (Seite 105)
- Wechselwarme Fußbäder (Seite 107)

**AKUPRESSUR** –

je nach Lokalisation (Seite 131)

**MUSKELGRUPPEN DEHNEN**

- Kiefer entspannen (Seite 138)

## ZEICHEN FÜR FEHLHALTUNGEN

- Sie halten Ihr Smartphone oft auf Bauchhöhe und haben dabei die Halswirbelsäule stark gebeugt.
- Sie bemerken an sich häufiger eine nach vorne geschobene Kopfposition.
- Ihre Kopfschmerzen beginnen häufiger vom Nacken aus.
- Abends auf dem Sofa rutschen Sie mit dem Becken so weit nach vorne, dass nur noch der Kopf Kontakt zur Lehne hat.

tome, die beim HWS-Syndrom auftreten können. Meist beginnen die Kopfschmerzen bei einem HWS-Syndrom im Bereich des Nackens.
Dabei kann sich der Schmerz unterschiedlich äußern: Entweder wandern dumpf-drückende oder ziehende Schmerzen vom Nacken über den Hinterkopf nach oben. Oder stechende Schmerzen treten auf Höhe des zweiten Halswirbels bzw. am Hinterkopf auf. Einige berichten von beidseitig auftretenden Schmerzen, die bis zu den Schläfen ausstrahlen. Die Kopfschmerzstärke wird meist als leicht bis mittelschwer eingestuft. Manche Betroffene entwickeln obendrein noch Taubheitsgefühle, Kribbeln in Arm und Hand, Schwindel, Sehstörungen oder Ohrensausen (Tinnitus), die alle ärztlich abgeklärt werden sollten.

### Kopfschmerzen bedingt durch Augenprobleme/Bildschirmarbeit

Die Augen sind Sinnesorgane zur Wahrnehmung von Licht. Sie nehmen Licht aus der Umgebung auf, bündeln es auf der Hornhaut und leiten dieses Bild über den Sehnerv an das Gehirn weiter. Dort wird es zu dem verarbeitet, was wir als „sehen" erleben.

#### Symptome erkennen

Erkrankungen der Augen können auch Auslöser für Kopfschmerzen sein. Treten die Kopfschmerzen überwiegend abends, nach einer längeren Lesephase oder ausdauernder Computerarbeit auf und ist der letzte Besuch beim Augenarzt schon einige Zeit her, könnte auch eine (neue) Brille fällig sein, denn „angestrengtes" Sehen kann sich auch durch Kopfschmerzen äußern.
Vor allem eine nicht korrigierte Weitsichtigkeit (Hyperopie) führt zu angestrengtem Sehen und belastungsabhängigen Kopfschmerzen. Beides tritt besonders häufig nach längerem Lesen oder Computerarbeit auf. Denn für Weitsichtige ist es besonders anstren-

gend, das Bild scharf fokussiert zu halten. Die gute Nachricht: Eine auf Ihre Bedürfnisse angepasste Brille kann die Weitsichtigkeit optimal ausgleichen. Gleiches gilt für Kurzsichtigkeit und Schielen, wobei hier zudem meist ein Augentraining nötig ist.

**Nicht immer harmlos**

Kopfschmerzen in Verbindung mit einem unangenehmen Druck hinter dem Auge, Augenbrennen wie auch Schmerzen hinter den Augen haben verschiedene Ursachen. Einige sind gefährlich, andere lassen sich gut korrigieren. Jede Form von Augenentzündungen kann mit Kopfschmerzen einhergehen.

Eine Migräneerkrankung kann auch mit Lichtblitzen oder Flimmern verbunden sein, ebenso der Clusterkopfschmerz, bei dem zudem Augendruck entstehen kann (siehe Seite 36). Bei unklarer Ursache oder Verschlimmerung der Beschwerden sollte stets eine Untersuchung beim Augenarzt erfolgen.

Schwere Augenerkrankungen dürfen auf keinen Fall übersehen werden. Dazu gehören das Glaukom, gutartige wie auch bösartige Tumore oder Entzündungen wie eine interstitielle Keratitis.

## ANTI-SCHMERZ-FAHRPLAN: DURCH AUGENPROBLEME BEDINGTE KOPFSCHMERZEN

**PFLANZENMEDIZIN**

- Augentrost (Euphrasia): Eine bewährte Heilpflanze, wenn die Augen überanstrengt sind, zum Beispiel durch zu lange Bildschirmarbeit. Beispielpräparate: Wala Euphrasia Augentropfen, Weleda® Euphrasia D3 Augentropfen. Anwendung nach Beipackzettel.

**LEBENSFÜHRUNG**

- Bewegung (Seite 122)
- Entspannungsübungen (Seite 124)

**WASSERANWENDUNGEN**

- Gesichtsguss (Seite 107)

**AKUPRESSUR** – je nach Lokalisation (Seite 131)

- Extrapunkt M-HN 9 (Seite 132)
- Blase 2 (Seite 133)
- Leber 3 (Seite 133)

**MUSKELGRUPPEN DEHNEN** (Seite 135)

# EFFEKTIVE SELBSTHILFE GEGEN KOPFSCHMERZEN

Was können wir tun, um dem Kopfschmerz vorzubeugen? Und was hilft, wenn der Kopfschmerz einmal da ist? In diesem Kapitel beschäftigen wir uns mit dem Besten aus der Pflanzenwelt. Und Sie erhalten wertvolle Tipps zu verschiedenen Anwendungen, Umschlägen, Vitalstoffen, Entspannungsverfahren und vielem mehr.

# KOPFSCHMERZEN WEGTRINKEN – GEHT DAS?

Für Kopfschmerz- und Migränebetroffene wie auch für jeden anderen Menschen ist es wichtig, zur Kopfschmerzprävention regelmäßig ausreichend Wasser zu trinken. Aber manchmal verliert unser Körper mehr Flüssigkeit, als er aufnimmt. Eine Dehydrierung wirkt sich auf den gesamten Körper aus.

**Wasser – die Grundlage allen Lebens**

Neben Sauerstoff ist Wasser das wichtigste Element für unseren Körper. Der Körper eines Erwachsenen besteht bis zu 60 Prozent aus Wasser, im Gehirn sind es sogar rund 75 Prozent.

Wasser durchdringt jede Körperzelle und ermöglicht die Kommunikation der unterschiedlichen Zellverbände. Es regelt alle Funktionen des Organismus, zum Beispiel die Herz-Kreislauf-Funktion, die Verdauung, den Stoffwechsel und vieles mehr.

Sauerstoff, Hormone, Nährstoffe wie Vitamine, Eiweiße, Fette, Kohlenhydrate werden mithilfe von Wasser über das Blut und die Lymphgefäße zu den Zellen transportiert. Und auch die Ausscheidung von Giftstoffen über Nieren, Darm, Haut und Lunge kann nur in Verbindung mit Wasser erfolgen. Die Flüssigkeit hilft, belastende Giftstoffe aus dem Körper zu spülen.

## Flüssigkeitsmangel als Kopfschmerzursache

Fehlt im Körper nur etwa 1 Liter Wasser, stellen sich bereits erste körperliche Symptome ein. Besonders im Gehirn macht sich schon ein geringer Flüssigkeitsmangel bemerkbar und das Blut wird dickflüssiger. Dadurch kann es die feinen Gefäße im Gehirn nicht mehr optimal versorgen. Das Organ bekommt also zu wenig Sauerstoff und zu wenige Nährstoffe. Hinzu kommt, dass ein dehydriertes Gehirn dazu neigt, sich im Schädel zusammenzuziehen. Das übt Druck auf die Hirnnerven und eine gewisse Spannung auf die Hirnhäute aus, die das Gehirn bedecken. Das Gehirn reagiert daraufhin mit Kopfschmerzen. Müdigkeit, Konzentrationsmangel und Schwindel sind oft Begleitsymptome.

**Wassermangel-Kopfschmerz**

Zu den klassischen Maximen der Kopfschmerzprävention gehört der Aufruf zum regelmäßigen Trinken. Der Zusammenhang zwischen Wassermangel und Symptomen wie Kopfschmerzen ist in der Erfahrungsmedizin längst bekannt. Im Jahr 2003 erforschte der britische Neurologe Joseph N. Blau das Phänomen genauer. Er war dem Zusammenhang zwischen einer mangelhaften Versorgung des Körpers mit Flüssigkeit und dem Auftreten von Kopfschmerzen auf die Spur gekommen. Diesen Zustand nannte er „Dehydrierung", also wörtlich „Austrocknung".

Außerdem beobachtete er, dass sich derartig ausgelöste Kopfschmerzen bei den Betroffenen durch Flüssigkeitszufuhr beseitigen ließen: Schon durch die Aufnahme eines halben Liters Wasser hatten sich die Kopfschmerzen nach durchschnittlich 20 Minuten wieder gelegt. Dem Vorschlag, „water deprivation headache" („Wassermangel-Kopfschmerz") als eigene Kopfschmerzart in die ICHD-Liste („International Classification of Headache Disorders") der primären Kopfschmerzerkrankungen aufzunehmen, wurde jedoch nicht gefolgt. Bei einer anderen Studie gaben zwei Drittel der Kopfschmerzgeplagten an, dass ihre Beschwerden bereits innerhalb von einer halben Stunde nach dem Trinken eines halben Liters Wasser verschwanden. Bei einem Drittel der Teilnehmerinnen und Teilnehmer dauerte es ein bis drei Stunden – dann waren auch ihre Kopfschmerzen einfach „weggetrunken".

Als Begleiterscheinung der durch Dehydrierung ausgelösten Kopfschmerzen konnten Konzentrationsprobleme, Schwindel, Reizbarkeit und Blässe ausgemacht werden. Ein trockener Mund, großer Durst, Verstopfung und Verwirrung können Anzeichen einer schweren Dehydration sein.

## TIPP

Ein guter Hinweis auf den Flüssigkeitshaushalt im Körper gibt die Farbe des Urins. Ist die Farbe ganz hell, ist der Körper gut mit Flüssigkeit versorgt. Ist die Farbe wiederum eher dunkel oder bernsteinfarben, sollten Sie mehr trinken.

**Wassermangel ist besonders fatal bei:**

- Migräne: Wassermangel ist ein Migränefaktor. Damit eine Migräneattacke entsteht, müssen häufig mehrere Faktoren zusammentreffen. Neben Hormonschwankungen oder Stress zählt häufig Flüssigkeitsmangel zu den auslösenden Faktoren. Folglich lohnt es sich, bei Migräne auf das Trinken zu achten.

- Alkoholkonsum/Katerkopfschmerz: Als beste Prävention gegen Katerkopfschmerzen gilt (abgesehen von einem gemäßigten Alkoholkonsum), während der Feier zwischendurch immer wieder Wasser zu trinken plus ein zusätzliches Glas direkt vor dem Schlafengehen.
  Kommt es zu einem Katerkopfschmerz, sollte man den Flüssigkeitsmangel ausgleichen. Weil Alkohol stark harntreibend wirkt, verliert der Körper mehr Flüssigkeit, als durch die alkoholischen Getränke ersetzt wird. Hier eignen sich Mineralwasser und dünne Fruchtschorlen wie etwa eine Apfelsaftschorle.
- Kopfschmerzen bedingt durch Höhenluft: Die trockene und dünne Luft in großer Höhe führt dazu, dass der Körper mehr Wasser verliert. Jeder Atemzug muss erwärmt und angefeuchtet werden, bevor die Luft auf das Lungengewebe trifft. 3 bis 5 Liter Wasser pro Tag gelten bei Medizinern in großer Höhe daher als „Muss", denn zu wenig Flüssigkeit dickt das Blut ein, was unter anderem Kopfschmerzen nach sich zieht. In sehr großen Höhen ist das Trinken eine lebensrettende Maßnahme!
- Niedrigem Blutdruck: 2 Gläser Wasser innerhalb von 2 bis 3 Minuten trinken. Durch die erhöhte Flüssigkeitsmenge im Blutkreislauf erfolgt der Anstieg des Blutdrucks zügig.
- Menschen ab dem 60. Lebensjahr: Jenseits dieser Lebensphase sinkt der Wasseranteil im Körper. Das verursacht noch keine Kopfschmerzen. Doch im Alter ist das Durstgefühl oft verringert und die Anpassungsfähigkeit der Niere sinkt. Deshalb ist es wichtig, zu trinken. Auch ohne Durstgefühl.
- Kindern: Bei Kindern ist der Wasseranteil des Körpers mit rund 75 Prozent am höchsten. Doch beim Toben und Spielen vergessen die Kleinen oft zu trinken. Und dann können Kopfschmerzen durch Flüssigkeitsmangel entstehen. Das Risiko dafür steigt im Sommer zusätzlich. Eltern sollten deshalb darauf achten, dass ihre Kinder regelmäßig trinken.

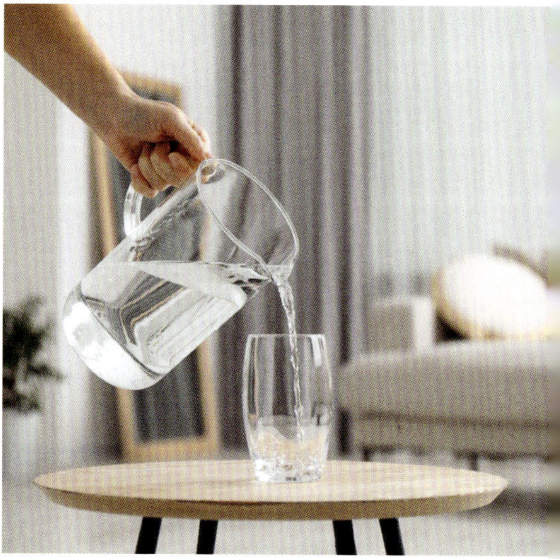

## Ausreichend trinken – und vor allem das Richtige

Es klingt trivial, aber eine ausreichende Trinkmenge ist ein wichtiger Baustein in der Kopfschmerzprävention und -behandlung. Rund 2 Liter Flüssigkeit pro Tag (zusätzlich zu Kaffee oder grünem/schwarzem Tee) sollten es sein. Bei hohem Körpergewicht darf es noch 1 Liter mehr sein.

Zwar ist Leitungswasser immer verfügbar und es ist relativ günstig. Aber je nach Baugegebenheiten kann es mit Blei verunreinigt sein und es werden immer häufiger Spuren von Hormonen und Arzneimittelrückständen im Trinkwasser entdeckt.

Wählen Sie stattdessen lieber natürliches Mineralwasser wie zum Beispiel Gerolsteiner Medium (s. Kasten rechts). Es ist ein Naturprodukt und stammt aus einem unterirdischen, vor Verunreinigungen geschützten Wasservorkommen. Laut Vorschrift muss es direkt am Quellort abgefüllt werden. Greifen Sie zu Wasser, das in emissionsfreie Glasflaschen abgefüllt wurde statt in Plastikflaschen mit Weichmachern. Auch lebendiges Wasser wie Artesisches Quellwasser (Beispiel St. Leonhard Wasser) überzeugt durch seine Reinheit und Qualität, die Körper und Geist optimal unterstützen. Artesische Wässer stammen aus Quellen, die durch geologische Besonderheiten der wasserleitenden Erdschichten aus eigener Kraft nach oben steigen.

### NEUES AUS DER FORSCHUNG

Während der Zusammenhang von Magnesium und Kopfschmerzen und Migräne schon länger bekannt ist, zeigten neue Studien, dass Kalzium ebenfalls eine wichtige Rolle spielt. Viele Funktionen von Magnesium in unserem Körper sind mit denen von Kalzium verknüpft. Mineralwässer mit besonders viel Kalzium und Magnesium (Beispiel Gerolsteiner Medium) können die Lösung sein.

## Vorsicht bei Herz-, Nieren- oder Lebererkrankung

Ausnahmen bestätigen wie immer die Regel: Insbesondere Betroffene mit fortgeschrittener Herzinsuffizienz dürfen häufig nur eine begrenzte Flüssigkeitsmenge am Tag zu sich nehmen. Zu viel Flüssigkeit kann das Herz übermäßig belasten. Auch bei chronischer Niereninsuffizienz kann es erforderlich sein, die Trinkmenge zu beschränken. Sammelt sich zu viel Wasser im Körper an, können Ödeme entstehen. Das Gleiche gilt bei schweren Lebererkrankungen wie einer Leberzirrhose.

# DIE RICHTIGE ERNÄHRUNG

Der Einfluss der Ernährung auf Kopfschmerzen ist ein heftig diskutiertes Thema unter Betroffenen und Experten. Besonders Migränepatienten und von Clusterkopfschmerz Betroffene sollten beachten, dass bestimmte Lebensmittel und Stoffwechselprodukte triggern können.

## Ihre Ernährung ist von Bedeutung

Bei der Entstehung von Schmerzen spielen viele verschiedene Faktoren zusammen (ausgenommen sind Unfälle und Verletzungen). Lebensstilfaktoren wie Bewegung, Schlaf, Stressmanagement, der Konsum von Alkohol und Nikotin zählen hier dazu. Für mich steht außer Zweifel, dass die Ernährung einen Einfluss auf das Kopfschmerzgeschehen hat. Wer sich gesund ernährt, kann nur gewinnen: Eine ausgewogene und vollwertige Ernährung ist nicht nur bei Kopfschmerzen wichtig. Wer das Essen abwechslungsreich gestaltet und die Teller mit frischem Obst und Gemüse und vollwertigen Produkten vollpackt, tut seiner Gesundheit etwas Gutes. Pflanzliche Nahrungsmittel unterstützen das Säure-Basen-Gleichgewicht. Damit entziehen sie Entzündungen, Schmerzen und chronischen Erkrankungen den Nährboden. Hochwertiges Eiweiß und gesunde Fette sind der erste Schritt, um den erhöhten Energiebedarf in einer Stresssituation zu befriedigen. Ebenso positiv wirkt sich ein geregelter Essensrhythmus (zum Beispiel drei Mahlzeiten pro Tag) aus. Die letzte Mahlzeit sollte idealerweise 2,5 Stunden vor dem Schlafengehen eingenommen werden, die Mahlzeiten grundsätzlich in Ruhe genossen werden.

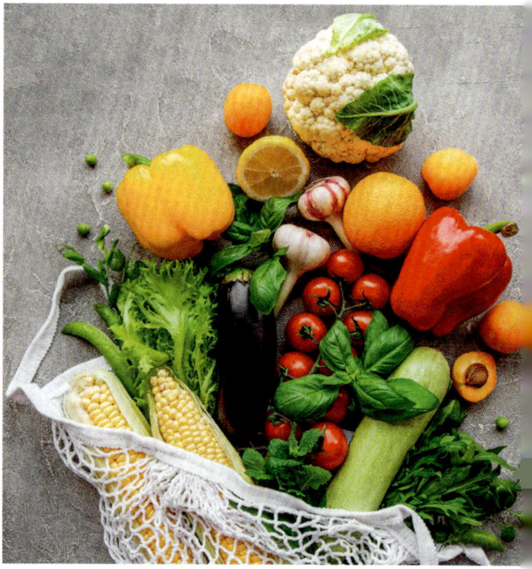

### Es gibt keine spezielle Kopfschmerz-Diät

Leider gibt es keine besondere Kopfschmerz- oder „Migräne-Diät". Dennoch ist es sinnvoll, die Ernährung bei Kopfschmerzen genauer zu betrachten. Eine Ernährungsumstellung lohnt sich immer dann, wenn bestimmte Nahrungsmittel eindeutig als Kopfschmerzauslöser ausfindig gemacht werden können. Um diese Nahrungsmittel zu identifizieren, hilft das Führen eines Kopfschmerztagebuchs (vordere Innenklappe) oder auch das Überprüfen einiger Laborparameter (beispielsweise Histamin im Stuhl) beim Arzt oder Heilpraktiker.
Wenn Sie die Nahrungsmittel kennen, die einen negativen Einfluss auf Ihr Wohlbefinden haben, sollten Sie sie meiden. Bestimmte Lebensmittel-Trigger können Kopfschmerzattacken begünstigen. Die Liste ist nicht vollständig, aber folgende Faktoren können Einfluss auf das Schmerzgeschehen haben:

### Das China-Food-Syndrom

Wer nach dem Genuss asiatischer Gerichte Symptome bekommt, sollte an eine Glutamat-Unverträglichkeit denken. Das China-Food- oder China-Restaurant-Syndrom bezeichnet eine pseudoallergische Reaktion, die manche Menschen nach dem Verzehr von glutamathaltigen Speisen entwickeln. Dazu gehören neben Kopfschmerzen auch Übelkeit, Erbrechen, Zittern, Schwitzen, Brustenge oder Herzrasen. Glutamat wird vor allem in der asiatischen Küche als Geschmacksverstärker eingesetzt. Weltweit wird die Produktion von Glutamaten auf viele Tonnen geschätzt, denn der künstlich hergestellte würzig-fleischige Wohlgeschmack ist beliebt. Insbesondere aus Suppen wird Glutamat sehr schnell vom Körper aufgenommen und kann so Probleme verursachen. Glutamat ist jedoch auch sehr weit verbreitet in verarbeiteten Lebensmitteln. So steckt es häufig in Chips, Saucen (Sojasaucen) oder Gewürzmischungen wie Hefeextrakt und in natürlicher Form in Käse wie etwa Parmesan. Was sagt nun die Wissenschaft zu diesem Phänomen? Die ist noch etwas zu-

### UNTER DIE LUPE GENOMMEN ...

Glutamat im Kleingedruckten hat viele Namen: Glutaminsäure (E 620), Natriumglutamat (E 621), Kaliumglutamat (E 622), Kalziumglutamat (E 620), Magnesiumglutamat (E 624), Ammoniumglutamat (E 625), Hefeextrakt, Würze, Speisewürze, Sojawürze oder auch Aroma.

rückhaltend. Aber schon im Jahr 2010 hatten Forschende bei Migränepatienten erstmals eine Genvariante gefunden, die das allgemeine Risiko auf eine Migräne erhöht. Der Defekt an dem Gen könnte erklären, warum Glutamat in der Nahrung eine Migräneattacke auslösen kann. Auch Clusterkopfschmerzen werden mit Glutamat in Verbindung gebracht.

**Starke Blutzuckerschwankungen meiden**

Besonders starke Blutzuckerschwankungen nach dem Essen können auf mehreren Ebenen Migräneanfälle fördern. In mehreren Studien wurden Zusammenhänge zwischen einer Insulinresistenz, hohen Blutzucker- und Insulinspiegeln sowie dem Auftreten von Migräne festgestellt. Eine Mahlzeit, die Weißbrot, Teigwaren aus Auszugsmehl (Nudeln, Gebäck), geschälten Reis, Limonaden oder Konfitüren enthält, lässt im Blut den Blutzucker förmlich in die Höhe schießen. Nach den Blutzuckerspitzen folgt allerdings der rapide Abfall der Blutzuckerkurve. In der Folge entsteht ein „Zuckerloch" mit wenig Energie und dem Heißhunger auf Süßes.
Wissenschaftliche Studien liefern zudem Hinweise darauf, dass Nahrung mit einem niedrigen glykämischen Index eine effektive Migräne-Prophylaxe sein kann. Was bedeutet das für den Alltag? Essen Sie möglichst wenig Zucker und einfache Kohlenhydrate in Form von Weißmehl, weißem Reis und hellen Teigwaren. Setzen Sie auf viel Gemüse und Vollkornprodukte (Roggenvollkornbrot, Pumpernickel), Wildreis, Kidneybohnen, Hafer, Joghurt, Blattsalate oder Tofu.

**Histamin als Migräne-Trigger**

Histamin ist ein biogenes Amin – ein Eiweißstoff –, das in bestimmten Lebensmitteln vorkommt sowie von unserem Körper selbst produziert wird. Normalerweise wirken im gesunden menschlichen Organismus Mechanismen, die die Amine kontrollieren und inaktivieren. Dazu zählen verschiedene Enzyme wie die DAO (Diaminoxidase). Histaminempfindliche Menschen reagieren bereits auf geringe Mengen des biogenen Amins. Im menschlichen Körper wird Histamin von den Mastzellen (speziellen weißen Blutkörperchen) gebildet und nach einer Immunreaktion freigesetzt. Histamin kann über die Ausschüttung von Stickoxiden zu einer Gefäßerweiterung im Gehirn führen – somit wird klar, dass es Kopfschmerzen auslösen kann. Weitere Symptome können Nesselsucht, geschwollene Augenlider, Ekzeme, Magen-Darm-Beschwerden bis hin zu Herz-Rhythmus-Störungen sein. Über die Nahrung aufgenommenes Histamin kann unter bestimmten Bedingungen ebenfalls zu solchen Reaktionen führen. Dann ist es wichtig, histaminreiche bzw. histaminfreisetzende Nahrungsmittel zu meiden. Die Liste ist lang; an vorderster Stelle stehen: Rotwein, Schokolade, Hartkäse, Sauerkraut, Thunfisch, Geräuchertes, Tomaten, Erdbeeren oder auch Lebensmittelzusatzstoffe wie Geschmacksverstärker. Ein Beratungsgespräch bei einer Ernährungsberaterin kann Sie hier unterstützen. Die Therapie einer Histaminintoleranz ist langwierig und erfordert eine gründliche Darmsanierung. Heilpraktikerinnen und Ärzte für Naturheilverfahren haben sich oft auf dieses Gebiet spezialisiert.

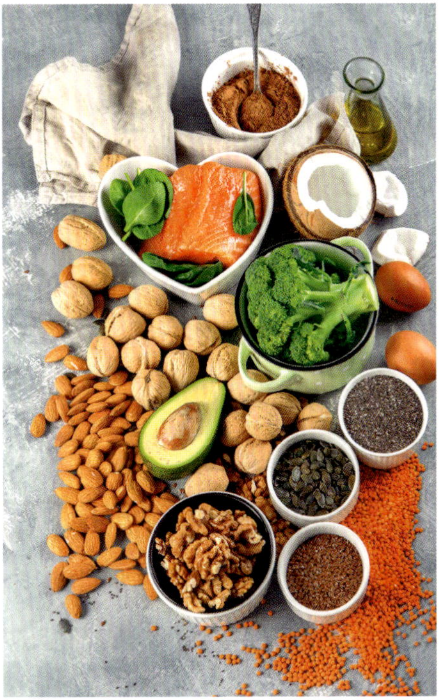

## Welche Nahrungsmittel bevorzugen?

Nach den Don'ts kommen nun einige Dos, die für Kopfschmerz- und Migräne-Betroffene in der Regel Benefits bringen. Doch auch hier gilt: Die individuelle Verträglichkeit steht immer im Vordergrund.

### Omega-3-Fettsäuren

Es gibt Hinweise darauf, dass Omega-3-Fettsäuren die Zahl der Migräneanfälle deutlich verringern können. Omega-3-Fettsäuren sind zum Beispiel in fetten Fischen wie Lachs, Makrele und Hering enthalten oder in Leinsamen und Nüssen. Auch Speiseöle sind reich an Omega-3-Fettsäuren, insbesondere Leinöl, Raps-, Walnuss- und Weizenkeimöl. Wer den Bedarf nicht über die Nahrung decken kann, kann auch zu Omega-3-Kapseln greifen (z. B. Sunday Omega 3 Komplex).

### Magnesium

Das „Anti-Stress-Mineral" (siehe auch Seite 115) kann Spannungen reduzieren oder ihnen vorbeugen. Magnesiumreiche Zutaten dürfen also auf den Speiseteller. Dazu zählen vor allem grünes Gemüse, Vollkornnudeln, Naturreis, Quinoa, Hirse und Nüsse. Auch magnesiumreiches Mineralwasser (Seite 61) kann dazu beitragen, den Magnesiumhaushalt auszugleichen.

**Salicylsäure**

Etwas schmerzlindernde Salicylsäure können Sie gezielt über die Nahrung zuführen.

Getrocknete Datteln, Sultaninen, frische Himbeeren, Rote und Schwarze Johannisbeeren sind nicht nur wegen der enthaltenen Salicylsäure empfehlenswert, sondern stärken durch eine Vielzahl von Vitaminen, Mineralstoffen und sekundären Pflanzenstoffen das Immunsystem.

## KIRSCHEN GEGEN KOPFWEH?

Der tägliche Verzehr von Kirschen hat das Potenzial, Schmerzen im Zusammenhang mit Entzündungen zu lindern. Forschende der University of Michigan empfehlen, statt einer Tablette Aspirin 500 zunächst einmal 20 Kirschen zu essen. Diese Menge Kirschen enthält nach Angaben der Autorinnen und Autoren 12 bis 25 mg sogenannter Anthocyane. Diese bremsen zellschädigende freie Radikale aus und hemmen die Enzyme Cyclooxygenase-1 und -2.

Zur Erinnerung: Die üblichen Schmerzhemmer aus der Apotheke setzen an derselben Stelle an. Zwar erreicht man mit Kirschen nicht dieselbe Dosierung, wie sie in Aspirin vorhanden ist. Aber je dunkler und je saurer die Kirschen sind, umso stärker ist ihre Wirkung. Einen Versuch ist es allemal wert!

# EXTRA: GUARANA UND KAFFEE

## Guarana – Superfood aus dem Regenwald

Die Heimat der Kletterpflanze Guarana (Paullinia cupana) ist der tropische Regenwald Südamerikas. Die Pflanze mit ihren roten Früchten und schwarzen Kernen wird schon seit Jahrhunderten von den einheimischen Indianern geschätzt und ist dort unter dem Namen „Koffein-Liane" bekannt. Guarana hält als natürlicher Energiespender eine Vielzahl positiver Effekte für unseren Körper bereit. Das zerriebene Pulver dient uns als Muntermacher und Stärkungsmittel; es aktiviert das Nervensystem und den Stoffwechsel.

Zwar gibt es auf dem europäischen Markt Guarana als Medizin in Form der Urtinktur zu kaufen. Doch neuere Studien zur Guarana-Wirkung liegen derzeit nicht vor und sie sind insgesamt recht dünn gesät. Krampflösende, entzündungshemmende und blutverdünnende Eigenschaften werden diskutiert. Die verengende Wirkung auf Gefäße im Gehirn könnte eine Erklärung für Erfahrungsberichte sein, nach denen Guarana gegen Migräneschmerzen helfen soll. Seine belebende und gut verträgliche Wirkung als Wachmacher, Energiespender und „Katerkiller" verdankt Guarana dem enthaltenen Guaranin. Wird der Samen bei hohen Temperaturen geröstet, so entsteht Koffein – je nach Herkunft liegt der Koffeinanteil zwischen knapp 4 und rund 5 Prozent. Da das Koffein in Guarana – ähnlich wie bei grünem und schwarzem Tee – größtenteils an Gerbstoffe gebunden ist, wird es im

### VERZEHR-EMPFEHLUNG

Je nach individueller Verträglichkeit bis zu 2 g pro Tag in 600 ml Flüssigkeit (Getreidekaffee, Kakao, Tee, Milchshakes, Smoothies) verrührt einnehmen.

**Fertigpräparate:** Bio-Guarana (SINFO), Bio-Guarana-Pulver (Terra Elements), Guarana-Pulver (Buxtrade)

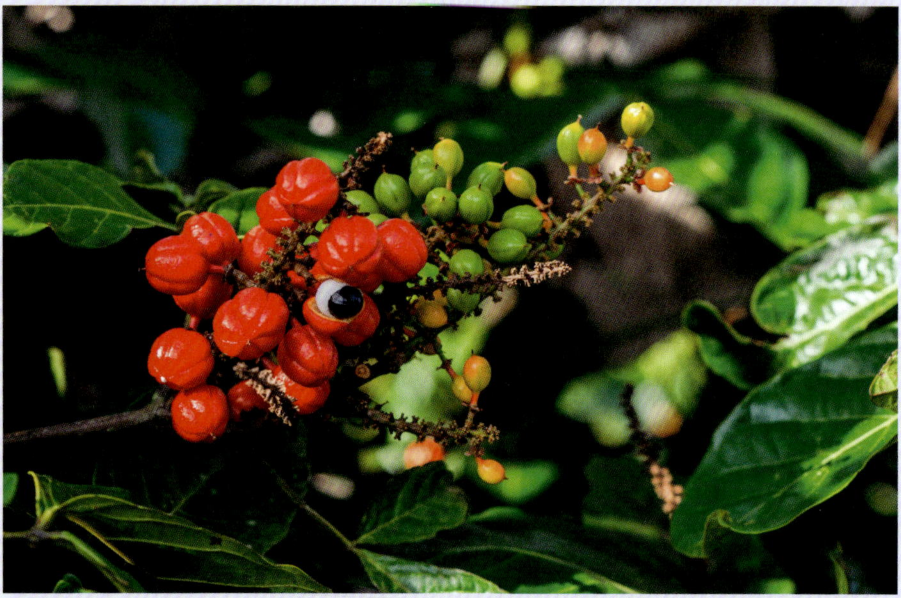

Körper nur allmählich freigesetzt. Damit wirkt Guarana nicht aufputschend. Die anregende Wirkung hält rund vier bis sechs Stunden an, unerwünschte Wirkungen wie schneller Puls und Nervosität kommen in der Regel nicht vor.

## Kaffee – der Wirkbeschleuniger

Koffein, der Hauptwirkstoff der Kaffeepflanze (Coffea robusta/arabica), ist seit langem Bestandteil vieler schmerzlindernder Medikamente. Bei Spannungskopfschmerzen und Migräne ist Koffein dafür bekannt, dass es die Schmerzen lindert. Dafür braucht es nur geringe Dosen, die Sie sich auch über das Trinken von Kaffee zuführen können. Der Koffeinanteil ist je nach Kaffeesorte unterschiedlich und liegt zwischen 1,3 und 2 Prozent nach der Röstung. Um Kopfschmerzen zu lindern, braucht man zwischen 100 und 200 mg Koffein. Wenn man das auf Kaffeetassen runterrechnet, muss man zwischen zwei und vier Tassen trinken. Besonders intensiv wirken starke Sorten wie Espresso oder Mokka.

### Wie wirkt Koffein?

Koffein stimuliert das zentrale Nervensystem. In verschiedenen Hirnregionen kommt es zu einem erhöhten Umsatz des schmerzlindernden Noradrenalins. Ferner wird vermehrt Serotonin freigesetzt und auch Dopamin steigt in verschiedenen Hirnregionen an. Zudem hemmt Koffein entzündungsfördernde Prostaglandine und greift dadurch in das Entzündungsgeschehen ein. Vor einer Migräne erweitern sich die Blutgefäße. Koffein sorgt dafür, dass sie sich wieder verengen und der Blutfluss eingeschränkt wird.

Mehrere Studien bestätigen, dass Koffein in einer Dosierung von mindestens 100 mg die schmerzlindernde Wirkung von Schmerzmitteln wie Paracetamol, Ibuprofen oder Acetylsalicylsäure verbessert und den Wirkungseintritt beschleunigt.

Die Aufnahme von Koffein ins Blut geschieht schnell (die maximale Konzentration im Blut ist nach etwa 15 bis 20 Minuten erreicht), nahezu vollständig und hält mehrere Stunden an. Koffein wirkt anregend auf die Nerven und das Herz-Kreislauf-System. Es weitet die Bronchien und kurzfristig kommt es zu einem Anstieg des Blutdrucks, der Verdauungsleistung wie auch der Urinbildung. Aufmerksamkeit und Konzentration nehmen zu.

## Kann Kaffee auch Kopfschmerzen verursachen?

Das im Kaffee enthaltene Koffein kann unter bestimmten Umständen Kopfschmerzen auslösen. So entsteht beispielsweise durch übermäßigen Konsum eine Gewöhnung an das Koffein. Kopfschmerzen entstehen dann, wenn man die gewohnte Koffeindosis wieder reduziert oder ganz weglässt.

Eine weitere Möglichkeit ist, dass durch einen hohen Koffeinkonsum die Urinausscheidung erhöht wird, was zu einem Wassermangel im Körper führt. Der Flüssigkeitsmangel verursacht dann häufig Kopfschmerzen.

Mit einer oder zwei Tassen Kaffee täglich können Sie aber nichts falsch machen. Als Faustregel können Sie sich merken: Ein moderater Kaffeekonsum wirkt lindernd auf das Kopfschmerzgeschehen, bei einem hohen täglichen Kaffeekonsum kann das Gehirn allerdings eine Toleranz dafür entwickeln.

## Kaffee bei Histaminunverträglichkeit?

Die meisten Kaffeesorten an sich sind praktisch frei von Histamin – trotzdem kann das Genussmittel bei einer Histaminintoleranz die Symptome verstärken. Kaffee gilt als Histaminliberator, er trägt also dazu bei, dass körpereigenes Histamin in den Mastzellen freigesetzt wird. Zudem blockiert es das histaminabbauende Enzym Diaminoxidase. Dadurch kann es zu histaminbedingten Beschwerden (siehe auch Seite 64) kommen. Ähnlich wie bei anderen Lebensmitteln gilt es hier, die individuelle Toleranzgrenze zu finden. Ein Espresso wird trotz Histaminunverträglichkeit meist gut vertragen.

# DAS BESTE AUS DER PFLANZENWELT

Gegen Kopfschmerzen und Migräne ist kein Kraut allein gewachsen. Bei der richtigen Wahl sind Heilpflanzen eine gute Alternative zur Tablette. Ihre Wirksamkeit ist durch viele Studien belegt; bei einigen liegen Erfahrungsberichte aus vielen Jahrhunderten vor.

## Heilpflanzen vs. Schmerzmittel

Nach Schätzungen haben rund 80 Prozent der Betroffenen mit Kopfschmerzerkrankungen Erfahrungen mit komplementären und alternativen Therapieverfahren. Die Motivation lautet in der Regel: Nichts unversucht lassen. Und auch der Wunsch nach einer nebenwirkungsarmen Therapie ist ausschlaggebend. Allgemein wächst bei der Bevölkerung das Interesse an pflanzlichen Alternativen, diesem Wunsch kommen auch die Hersteller von Arzneimitteln nach. In den letzten vier Jahrzehnten basierte etwa die Hälfte aller weltweit neu zugelassenen Medikamente auf Pflanzenwirkstoffen oder war von ihnen inspiriert. Die Acetylsalicylsäure war hier einer der Wegbereiter. Bereits vor rund 125 Jahren erfand der Chemiker Felix Hoffmann ein weltberühmtes Medikament: die Acetylsalicylsäure – bekannt als Aspirin. Weidenrinde gilt als die Mutter von Aspirin, das Mädesüß half bei der Namensgebung (durch seinen ursprünglichen lateinischen Namen Spiraea ulmaria). Beide Heilpflanzen enthalten schmerzstillende Salicylderivate.

Konventionelle Arzneimittel bestehen in der Regel aus nur einem Wirkstoff. Sie können die Schmerzen zwar lindern und die Entzündung aufhalten, haben aber oft unerwünschte Nebenwirkungen. Zu ihnen gehören Kopfschmerzen und ernsthafte Nebenwirkungen wie Magengeschwüre und -blutungen. Pflanzen hingegen sind Vielstoffgemische. Die Wirkung einer Pflanze ist in den seltensten Fällen auf nur einen Wirkstoff zurückzuführen. Vielmehr handelt es sich dabei um ein Vielstoffgemisch und das Zusammenwirken der einzelnen Teile ermöglicht erst das Wirkprinzip. Die Phytotherapie – also die Heilung, Linderung und Vorbeugung von Krankheiten und Beschwerden durch Arzneipflanzen – ist eine echte Alternative, da sie den gesamten Organismus stärkt und die Selbstheilungskräfte anregt. Ein weiterer gewichtiger Vorteil der pflanzlichen Arzneimittel gegenüber den synthetischen Präparaten besteht darin, dass sie keine Kopfschmerzen als Nebenwirkung erzeugen können. Dennoch ist auch hier ein sachkundiger Umgang gefragt. Vor Anwendung der nachfolgenden Heilpflanzenanwendungen sollten Sie die Hinweise zu allergischen Reaktionen, Gegenanzeigen oder auch Wechselwirkungen berücksichtigen.

## Qualitätsanforderungen an Heilpflanzen aus der Apotheke

Für Pflanzenteile oder -präparate gibt es heute viele Bezugsquellen. Ich bevorzuge generell Apothekenware. Getrocknete Pflanzenteile werden in der Pharmazie als pflanzliche Drogen bezeichnet. Viele von ihnen werden zur Herstellung von Arzneimitteln verwendet und unterliegen damit dem Arzneimittelgesetz. Per Definition sind sie „Stoffe oder deren Zubereitungen, die zur Anwendung am menschlichen (oder tierischen) Körper bestimmt sind und als Mittel mit Eigenschaften zur Heilung, Linderung oder Verhütung von Krankheiten oder krankhaften Beschwerden bestimmt sind".

Um den Anforderungen zu entsprechen, müssen Qualität, Wirksamkeit und Unbedenklichkeit dieser Stoffe geprüft werden. Beispielsweise müssen der Gehalt an wirksamen Bestandteilen sowie der Anteil an ätherischen Ölen entsprechend hoch sein und das Präparat eine mikrobiologische Reinheit aufweisen.

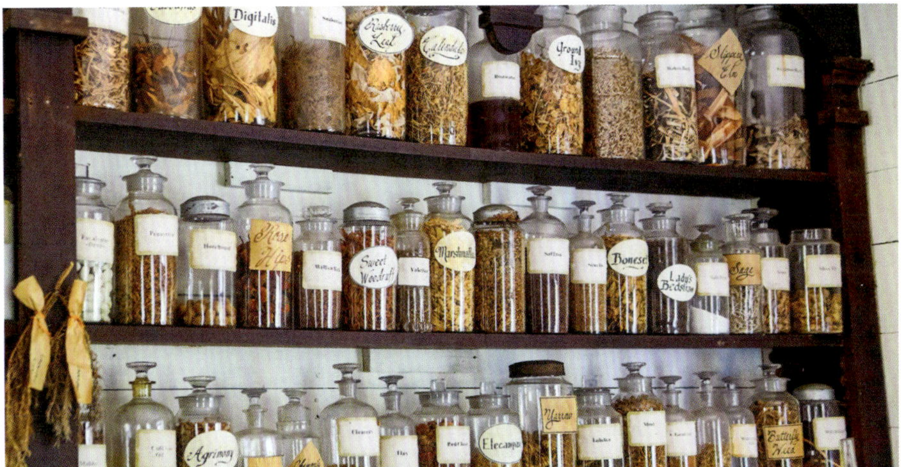

## Baldrian

(Valeriana officinalis)

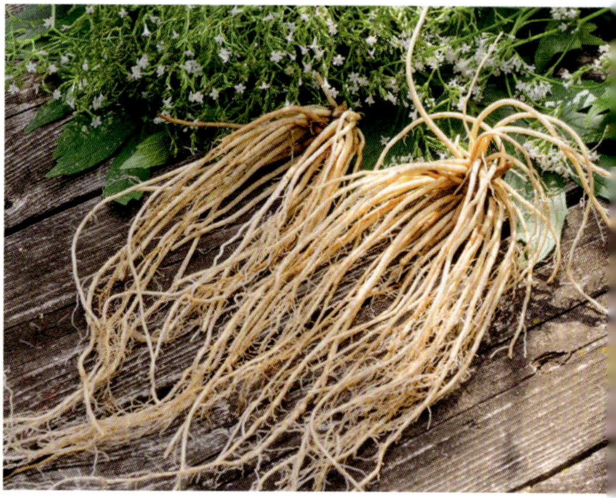

Auf vielen feuchten Flecken der Erde oder an den Uferzonen von Bachläufen reckt die ausdauernde Staudenpflanze Baldrian im Frühsommer ihre Blüten in die Höhe. Ihr natürliches Verbreitungsgebiet erstreckt sich von Europa bis nach Asien. Baldrian treibt bis zu 1,5 m in die Höhe, seine Blätter sind gefiedert und gezähnt. Die weißen oder rosafarbenen Blüten duften süß. Nach der Befruchtung entwickeln sich eiförmige Schließfrüchte, die mit einem Pappus (Haarkranz) gekrönt sind. Die Heilkundigen verwenden jedoch weniger die Blüten, sondern den kurzen, walzenförmigen Wurzelstock, der viele fingerlange und nestförmig zusammengedrängte Wurzelfasern ausbildet. Baldrian zählt zu den ältesten Heilpflanzen und galt in früheren Zeiten als „Allheilmittel des kleinen Mannes". Heute ist uns Baldrian vor allem als Beruhigungs- und Einschlafhilfe bekannt, wozu er sich jedoch erst ab dem 18. Jahrhundert entwickelt hat. Heilkundige wissen, dass die Baldrianwurzel bei Schlafstörungen, Nervosität, Angstzuständen, Stress und Herzklopfen hilft.

Trotz zahlreicher Studien konnte noch nicht ein isolierter Hauptwirkstoff für das Wirkspektrum von Baldrian ausfindig gemacht werden. Vermutlich ist es das Zusammenspiel von ätherischen Ölen (Valerensäure, Isovaleriansäure), Flavonoiden und geringen Mengen an Alkaloiden.

**Anwendungsgebiete**

- Baldrian ist eines der zuverlässigsten und wirksamsten Mittel für die Nerven. Aus der Heilkunde kennt man seine entkrampfende und schmerzlindernde Wirkung, weshalb Baldriananwendungen bei Migräne, Neuralgien, Kopfschmerzen bedingt durch Wetterfühligkeit oder auch bei nervösen Spannungszuständen gerechtfertigt sind. Während die Einnahme am Abend die Schlafbereitschaft fördert, die Einschlafzeit verkürzt und die Schlafqualität verbessert, wirken Anwendungen tagsüber entkrampfend und beruhigend.
- Zu den wichtigsten Auslösern für Spannungskopfschmerzen zählt

Stress. In einer randomisierten und placebokontrollierten Doppelblindstudie erhielten 88 Patientinnen ein Baldrianextrakt oder Placebo. Unter der Baldriantherapie (2-mal tägl. 530 mg Baldrianextrakt) berichteten die Teilnehmenden von einer deutlichen Schmerzreduktion.

**Anwendungshinweise**

Baldrian ist geeignet für Kinder ab dem 12. Lebensjahr, sofern die Zubereitungen keine Valepotriate enthalten, d.h. als Tee oder Frischpflanzensaft.

Nebenwirkung: Bei Überdosierung von Fertigpräparaten (nicht bei Teezubereitungen) selten paradoxe Reaktionen mit Unruhe und Schlaflosigkeit.

Wechselwirkungen: Nicht zusammen mit anderen Beruhigungs- und Schlafmitteln einnehmen (Psychopharmaka).

Gegenanzeigen: nicht bekannt.

Fertigpräparate: Baldrian Naturreiner Heilpflanzensaft (Schoenenberger); Baldrianwurzeltee (Bombastus); Sedonium (Casella-med); Baldrian plus Nervenvitamine (Kneipp)

## SELBST GEMACHT

**Kräutertinktur bei Trigeminusneuralgie**

20 ml Baldrianwurzeltinktur
10 ml Brechnusstinktur
15 ml Eisenhuttinktur

Die Tinktur in der Apotheke ansetzen und mischen lassen. Davon bis zu 3-mal tägl. 20 Tropfen in etwas Wasser gelöst einnehmen.

**Vollbad zur Entspannung**

100 g Baldrianwurzel mit 2 Liter Wasser heiß übergießen, nach 10 Minuten abgießen und dem Badewasser (Vollbad) zugeben.

**Beruhigender Tee für reizüberflutete Menschen**

40 g Baldrianwurzel
30 g Melissenblätter
20 g Hopfenzapfen
10 g Lavendelblüten

1 gehäuften TL mit 1 Tasse siedend heißem Wasser übergießen, 10 Minuten zugedeckt ziehen lassen, abseihen. 2 bis 3 Tassen tägl. trinken.

## Ginkgo

(Ginkgo biloba)

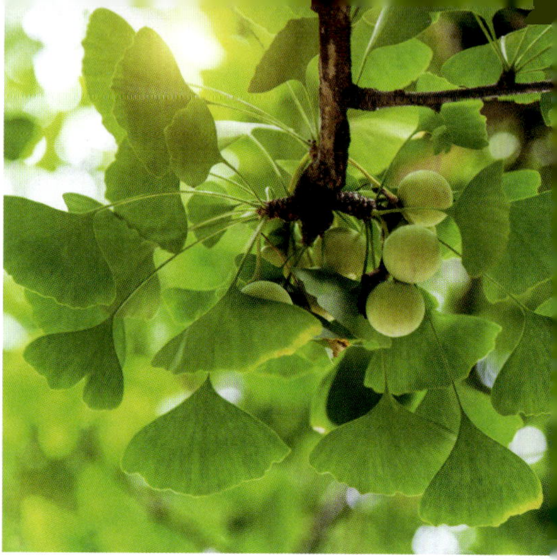

Der Ginkgobaum ist eine ganz besondere Pflanze. Er ist robust, widerstandsfähig und kann ein ehrwürdiges Alter von bis zu 3.000 Jahren erreichen. Obwohl er Laubblätter trägt, wird er nicht den Laubbäumen zugeordnet. Er ist aber auch kein Nadelbaum, sondern der einzige lebende Vertreter einer ansonsten ausgestorbenen Klasse innerhalb der Samenpflanzen.
Ginkgobäume wuchsen einst in Europa, starben aber nach den Eiszeiten dort aus. Um 1730 brachten niederländische Seefahrer die Pflanze von Asien wieder in ihre alte Heimat. Sie bevorzugt sonnige Standorte und sandige, saure Lehmböden. Die einzigartige zweilappige Blattform mit den strahlig verlaufenden Blattnerven kennzeichnet den Baum. Ginkgobäume tragen im Frühjahr hellgrünes Laub, das im Sommer nachdunkelt; das Herbstlaub ist leuchtend gelb und wird im Spätherbst abgeworfen. Im Alter von etwa 25 Jahren blühen die Bäume zum ersten Mal. Die gelben Pollen der männlichen Blütenstände werden vom Wind auf die eher unauffälligen weiblichen Blüten übertragen. Nach der Befruchtung entwickeln sich gelbe, wachsartig überzogene und unangenehm riechende Früchte mit einem holzigen Kern. In der Heilkunde sind hauptsächlich die Blätter von Bedeutung.

Die pharmakologischen Eigenschaften der Blätter sind gut erforscht. Diese beinhalten antioxidative Flavonoide (Kämpferol, Quercetin), Proanthocyanidine, sogenannte Ginkgolide und Sesquiterpene (Bilobalide), kleine Mengen an Sterolen, Lektinen und Salicylsäureabkömmlingen. Ferner sogenannte Ginkgolsäuren, die wegen ihrer toxischen und allergenen Eigenschaften bei der heute üblichen Extraktherstellung weitgehend entfernt werden. Ein Ginkgo-Trockenextrakt darf maximal 5 ppm Ginkgolsäuren enthalten. Man geht davon aus, dass einige Wirkstoffe wie die Flavonoide, Ginkgolide und Bilobalide ihre Wirkung nur durch den synergetischen Effekt erreichen.

**Anwendungsgebiete**

- Bei Kopfschmerzen, die durch Mikrozirkulationsstörungen im Gehirn, wie sie insbesondere bei betagten Menschen vorkommen, entstehen. Oftmals sind die Schmerzen begleitet von nachlassenden Funktionen im Gehirn. Dazu gehören Konzentrations- und Gedächtnisstörungen, Schwindel, Ohrgeräusche, nachlassendes Sehvermögen bis hin zu Gesichtsfeldausfällen.

- In der Traditionellen Chinesischen Medizin (TCM) wurde und wird Ginkgo für viele Störungen verwendet, darunter auch bei Migräne. Empirische Untersuchungen lassen früher oder später so gut wie immer Wissenschaftler der Neuzeit aufhorchen. Mittlerweile gibt es kleinere Studien bei Patienten, die unter Migräne mit Aura oder Migräne-Aura ohne Kopfschmerzen litten. Die mehrmonatigen Studien ergaben, dass sich die Gesamtzahl der Migräneattacken deutlich reduzierte, wenn die Präparate bereits im Vorfeld eingenommen wurden.
- Zusätzlich: Unterstützung der Gedächtnisleistung bei beginnender Demenz, Förderung der Blutzirkulation in den Gefäßen im Gehirn und in den kopffernen Gefäßen (kalte Hände und Füße) und möglicherweise Hilfe bei Tinnitus.

**Anwendungshinweise**

Wegen der allergenen und toxischen Eigenschaften der Ginkgolsäuren und der schlechten Löslichkeit der Wirkstoffe in Wasser kommen heute fast nur noch Fertigarzneimittel zur Anwendung. Fachkommissionen (Kommission E und ESCOP) raten von selbst hergestellten Tees aus Ginkgoblättern ab und geben für standardisierte Trockenextrakte den Gehalt an Wirkstoffen vor.

Dosierungshinweise: Ginkgo-biloba-Blätter-Extrakte eignen sich zur Langzeitanwendung und sollen mit zwei bis drei Einzeldosen pro Tag angewendet werden. Die Behandlungsdauer richtet sich nach der Schwere des Krankheitsbildes und muss im Einzelfall vom Behandelnden angepasst werden.

Nebenwirkungen: Vereinzelt können Nebenwirkungen wie leichte Kopfschmerzen, Magen-Darm-Beschwerden oder allergische Hautreaktionen auftreten. Zur Anwendung von Fertigpräparaten bei Kindern, Schwangeren und Stillenden liegen keine ausreichenden Untersuchungsergebnisse vor.

Wechselwirkungen: Eine Wechselwirkung mit Arzneimitteln, die die Blutgerinnung hemmen (dazu zählen auch ASS und Marcumar), kann nicht ausgeschlossen werden.

Gegenanzeigen: In der Regel sind Ginkgo-Fertigpräparate gut verträglich. Gegenanzeigen bestehen bei einer bekannten Überempfindlichkeit gegen Ginkgo biloba und deren Zubereitungen.

Fertigpräparate: Tebonin® konzent/intens/spezial oder forte bei Gedächtnisproblemen (Schwabe); Ginkgo biloba (Hevert)

## Ingwer

(Zingiber officinale)

Die scharfe Ingwerknolle gilt mittlerweile als Allzweckwaffe in Küche und Heilkunde. Ingwer stammt aus Südchina, wird aber heute weltweit in fast allen tropischen Gebieten kultiviert. Oberirdisch sind ein schilfartig aussehendes Laub und eine schuppenartige Blütenähre mit blassgelben oder violetten Blüten zu sehen, die köstlich duftet. Für die Küche wie auch die Heilkunde ist jedoch das unterirdische Rhizom bedeutsam. Es speichert Nährstoffe für karge Zeiten, ist innen gelb, hat ein ausgeprägtes Zitrusaroma und schmeckt oft richtig scharf. Seine Form ist so charakteristisch, dass sich auch Botaniker davon inspirieren ließen. „Zingiber" geht auf das Sanskrit-Wort „sringavera" zurück, das „mit Geweihsprossen versehen" bedeutet und sehr anschaulich das Aussehen der Ingwerwurzel beschreibt.

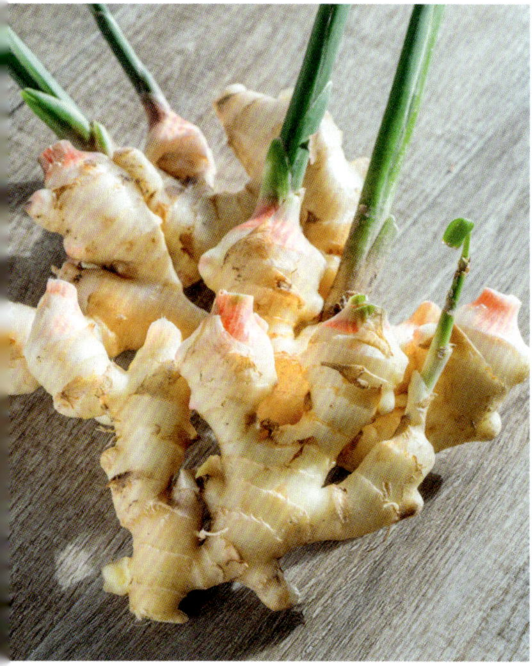

In der traditionellen chinesischen (TCM) und indischen Medizin (Ayurveda) gilt Ingwer seit Jahrhunderten als den Körper von innen wärmendes Heilmittel.
Die moderne Schulmedizin hat erst in jüngster Zeit damit begonnen, die medizinischen Eigenschaften von Ingwer zu erforschen. Die bisher veröffentlichten Studien fanden insbesondere eine Wirksamkeit gegen Reisekrankheit sowie andere Formen von Übelkeit und Erbrechen. Aktuelle Studien weisen darauf hin, dass Ingwer Periodenschmerzen, Muskelschmerzen oder Schmerzen bei Arthrose lindern kann und auch bei Diabetes hilfreich ist.
Um die 160 biologisch aktive Inhaltsstoffe sind bekannt. Ätherische Öle wie Zingiberen, Zingiberol und Cineol sind die Hauptgeruchsträger. Für die Schärfe sorgen Gingerol und Shogaol. Außerdem enthält das Rhizom viel Stärke, auch Schleimstoffe, Vitamin C und Spurenelemente (Eisen, Magnesium, Kalzium, Kalium, Natrium). Grundsätzlich gilt beim Einkauf: Je frischer der Ingwer ist, desto größer die Wirkung.

### Anwendungsgebiete

- Ingwer ist ein erstklassiges Mittel zur Behandlung von Kopfschmerzen und Migräne und in der Wirkung der des Schmerzmittels Sumatripan (Arzneistoff zur Akutbehandlung von Migräne und Clusterkopfschmerzen) ähnlich. Dabei sind mehrere der zahlreichen Eigenschaften der „Wunderknolle" von Nutzen. Die entzündungshemmenden Eigenschaften können dazu beitragen, Entzündungsfaktoren, welche bei der Entstehung von Migräne anfluten, zu bremsen. Auch die positive Wirkung des Ingwers bei Schmerzen und Übelkeit ist für Migränepatienten von Nutzen. Dies wurde mittlerweile in Meta-Analysen bestätigt. Diese haben gezeigt, dass Ingwer die Häufigkeit und Intensität von Kopfschmerzen und Migräneanfällen (die Schmerzwerte wurden nach zwei Stunden erfasst) ähnlich wie das Schmerzmittel Sumatripan verringern kann.
- Hilft bei Übelkeit und Erbrechen. Studien haben gezeigt, dass Ingwer Übelkeit und Erbrechen bei Migräneattacken zu lindern vermag.
- Auch im Kampf gegen den Kater ist man mit der scharfen Knolle bestens gewappnet, denn Ingwer ist reich an Vitamin C und Magnesium, die dem Kater bestens entgegenwirken. Am besten bereitet man sich einen Tee aus frischem Ingwer zu.
- Durch seine antimikrobielle Wirkung ist Ingwer ein hervorragendes Mittel bei Infekten. Die ätherischen Öle hemmen das Wachstum und die Vermehrung von Bakterien und Viren. Grippale Infekte und andere Infektionskrankheiten mit den Begleiterscheinungen Kopf- und Gliederschmerzen klingen so schneller ab.
- Ingwer regt den Kreislauf an und hebt etwas den Blutdruck. Die Scharfstoffe der Knolle unterstützen die Blutzirkulation im Körper und bringen den Kreislauf in Schwung. Ingwer fördert auch das Wärmegefühl und wärmt bei leicht fröstelnden Menschen den Körper von innen auf.
- Für eine äußere Anwendung eignet sich auch verdünntes ätherisches Ingweröl. Es kann lokal am Kopf mit der Hand sanft einmassiert werden. Oder mithilfe eines selbst gemachten Roll-ons.
- Zusätzlich: Regt sämtliche Verdauungsdrüsen an, also die Magensaftproduktion, den Gallenfluss und auch die Darmbewegungen. Bessert Muskelschmerzen, Arthrose und die Stoffwechsellage bei Diabetes.

### Anwendungshinweise

Dosierungshinweise: Kinder ab dem 6. Lebensjahr und Erwachsene: 0,5 bis 2 g pulverisierten Ingwer als Einzeldosis oder über den Tag verteilt (ESCOP-Empfehlung).

Einnahme: Tagsüber, vor dem Schlafen kann Ingwer das Träumen beeinflussen.
Nebenwirkung: Menschen mit empfindlichem Magen wie Sodbrennen und akuten Entzündungsprozessen im Darm sollten mit Ingwer vorsichtig sein oder ganz auf ihn verzichten.
Wechselwirkungen: Ingwer kann die Blutgerinnung hemmen. Vermutlich setzt eine blutverdünnende Wirkung erst ab 4 g pro Tag ein. Wer blutverdünnende Medikamente (ASS, Cumadin) einnimmt, sollte bei innerer Anwendung sicherheitshalber den Arzt fragen.
Gegenanzeigen: Bei Gallensteinleiden nur nach Rücksprache mit dem Arzt einnehmen. Schwangere sollten mit Ingwer sparsam umgehen, da bestimmte Inhaltsstoffe Wehen fördern. Nach der Lehre der TCM ist Ingwer ein heißes, scharfes Kraut und soll bei Menschen mit innerer Hitze (dazu gehören nach westlichem Verständnis Choleriker, oder wenn Bluthochdruck oder Fieber vorliegt) nur kurz oder gar nicht angewendet werden.
Fertigpräparate: Zintona® Kapseln; Ätherisches Ingweröl (Sunday Natural)

## SELBST GEMACHT

**Roll-on mit Ingweröl**

5 Tropfen ätherisches Ingweröl
10 ml Jojobaöl
ein 10-ml-Roll-on-Fläschchen

Für die Herstellung eines selbst gemachten Kopfschmerz-Roll-ons das ätherische Ingweröl in das Roll-on-Fläschchen füllen, dann mit Jojobaöl auffüllen, verschließen und das Fläschchen mit lockeren Handbewegungen schwenken, damit sich beide Substanzen verbinden. Bei Bedarf auf die Schläfen, die Stirn, den Nacken oder aufs Handgelenk auftragen und den Duft inhalieren.

**Ingwertee**

Ein daumengroßes Stück Ingwerknolle – möglichst aus biologischem Anbau – erst kurz vor der Zubereitung dünn aufschneiden. Den Ingwer mit 1 Liter siedend heißem Wasser aufgießen. Je länger die Ziehzeit, desto schärfer wird der Tee. 5 bis 10 Minuten sollte der Tee aber auf jeden Fall ziehen. In eine Thermoskanne abfüllen und über den Tag verteilt trinken.

## Johanniskraut

(Hypericum perforatum)

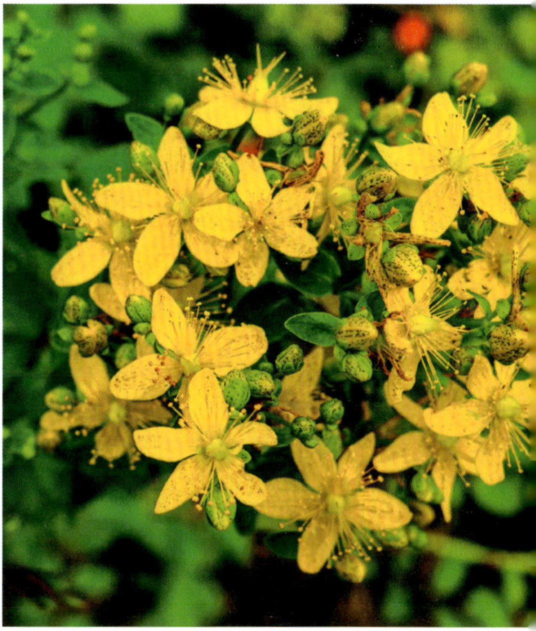

Johanniskraut ist eine bis zu 80 cm hohe Pflanze aus der Pflanzenfamilie der Hartheugewächse. Sie bevorzugt sonnige Standorte und kommt weltweit in den gemäßigten Zonen vor. Eine botanische Seltenheit sind die mit zwei Längsleisten versehenen Stängel. An ihnen sitzen ovale und drüsig punktierte Blätter. Die fünfzähligen gelben sternförmigen Blüten zeigen sich ab Johanni (24. Juni) bis in den September hinein. Aus ihnen tritt ein blutroter Farbstoff aus, der zur Substanzgruppe der Hypericine gehört und schon immer Anlass für eine ganze Reihe mythischer Sagen und geheimnisvoller Anwendungen war. Johanniskrautpräparate sind pflanzliche Stimmungsaufheller und zur Behandlung von depressiven Zuständen bis hin zu mittelschweren Depressionen, Ängsten und nervöser Unruhe bekannt. Traditionell wird Johanniskraut auch bei vielen Nervenverletzungen, Ischias, Rückenschmerzen, Herpes, bei Gastritis und Gallenblasenerkrankungen, äußerlich bei trockener und schuppiger Haut, zur Nachbehandlung von scharfen und stumpfen Verletzungen, bei Muskelverspannungen und bei Verbrennungen 1. Grades eingesetzt.

Pharmakologisch wichtige Inhaltsstoffe sind Hyperforin, dem der größte Anteil an der Neurotransmitter-Wirkung zugeschrieben wird, und daneben Hypericin, das bei Kontakt mit Licht und Wasser eine leuchtend rote Farbe bekommt. Weiter sind in Johanniskraut enthalten: Pseudohypericin, Flavonoide (v. a. Quercetin), Gerbstoffe, ätherisches Öl, Phytosterin und Stearin, Harze und Eiweiß.

**Anwendungsgebiete**

- Chronische Schmerzzustände im Kopf, die auf Verspannungen und depressive Verstimmungen zurückzuführen sind. Das Teerezept im Kasten „Selbst gemacht" (siehe Seite 80) ist für Kinder und sensible Erwachsene oder solche mit leichten Beschwerden geeignet.

- Johanniskraut bewirkt eine bessere Stresstoleranz bei Dauerkopfschmerz. Ein Dauerschmerz führt oft zu Persönlichkeitsveränderungen. Die Betroffenen sind zunächst reizbar, missmutig und aggressiv, nach einer Weile werden sie deprimiert. Johanniskrautpräparate mit einer Tagesdosis von 900 mg Gesamthypericin zeigten im Rahmen einer Studie eine ähnliche Wirkung wie Acetylsalicylsäure und Paracetamol.
- Studien deuten darauf hin, dass Johanniskraut-Extrakt die Wirkung von Medikamenten zur Migräne-Prophylaxe deutlich verbessern kann. Die Probandinnen und Probanden erhielten 2-mal tägl. Natriumvalproat (200 mg/Tablette). Bei gleichzeitiger Verabreichung von Johanniskraut-Tabletten verringerte sich sowohl die Schmerzstärke als auch die Häufigkeit deutlich.
- Beruhigt bei innerer und äußerer Anwendung neuralgische Schmerzen wie eine Trigeminusneuralgie. Dazu Johanniskraut innerlich einnehmen (siehe Einnahmehinweise). Johanniskrautöl (Rotöl) hingegen wird äußerlich angewendet und hat eine traditionelle Anwendung bei Nervenerkrankungen. In der Praxis hat es sich bewährt, warme Johanniskraut-Ölauflagen (1-mal tägl. für 20 Minuten) im schmerzenden Gesichtsbereich aufzulegen.

## SELBST GEMACHT

**Kopfschmerztee für nervöse Kinder und Erwachsene**

40 g Johanniskrautblüten
20 g Passionsblumenkraut
20 g Melissenblätter
20 g Weidenrinde

1 TL der Mischung mit 1 Tasse kochendem Wasser übergießen, 10 Minuten bedeckt ziehen lassen, abseihen. Bis zu 3 Tassen täglich.

- Zusätzlich: Depressive Zustände, Winterblues, nervöse Unruhe in den Wechseljahren.

**Anwendungshinweise**

Einnahme: In der Regel kommen Johanniskraut-Extrakte in einer Dosierung von 300 bis 900 mg zum Einsatz, als Einmaldosis oder aufgeteilt über den Tag, wobei eine Einnahme abends wegen der schlafstörenden Wirkung vermieden werden sollte.

Nebenwirkungen: Insbesondere bei höheren Dosierungen oder zu lange angewendet kann Johanniskraut auch unerwünschte Wirkungen haben. Dazu gehören Benommenheit, Müdigkeit, Schwindel und Verdauungsstörungen. Eine Fotosensibilisierung kann auftreten, gilt jedoch als selten.

Wechselwirkungen: Bei einer Reihe von Arzneimitteln kann es zur Abschwächung der Wirkung kommen: Dazu gehören Immunsuppressiva, chemische Antidepressiva, Digoxin, Asthmamittel, Gerinnungshemmer, Zytostatika, Antibiotika, Ovulationshemmer (Antibabypille).

Vorsicht bei Triptanen: Triptane sind strukturell mit dem Botenstoff Serotonin verwandt und können – wenn auch selten – in Kombination mit Johanniskraut zu einem Serotonin-Syndrom führen. Triptane können somit die Nebenwirkungen von Johanniskraut verstärken. Mögliche Symptome können Krämpfe und Muskelzuckungen, Schwitzen, Ruhelosigkeit, Schüttelfrost oder Tremor sein.

Gegenanzeigen: Schwangere und Stillende sollten auf die Einnahme von Johanniskraut-Fertigpräparaten verzichten, ebenso Kinder und Jugendliche. Eine Anwendung von Johanniskrautblüten bei Schulkindern und Jugendlichen ist in der Regel problemlos.

Fertigpräparate: Hypericum Flos 25 % Öl (Weleda®); Rotöl Jokunda zum Einreiben; Laif® 900 Balance Filmtabletten; Hypericum STADA® 425 mg; Johanniskraut Schoenenberger Presssaft; Hyperforat® 250 mg (Dr. Klein)

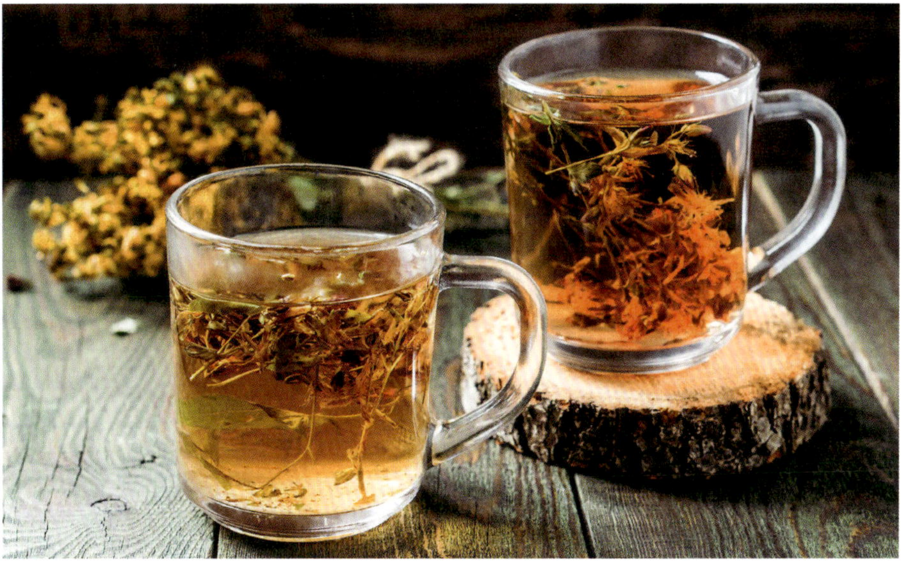

## Mädesüß

(Filipendula ulmaria/Spiraea ulmaria)

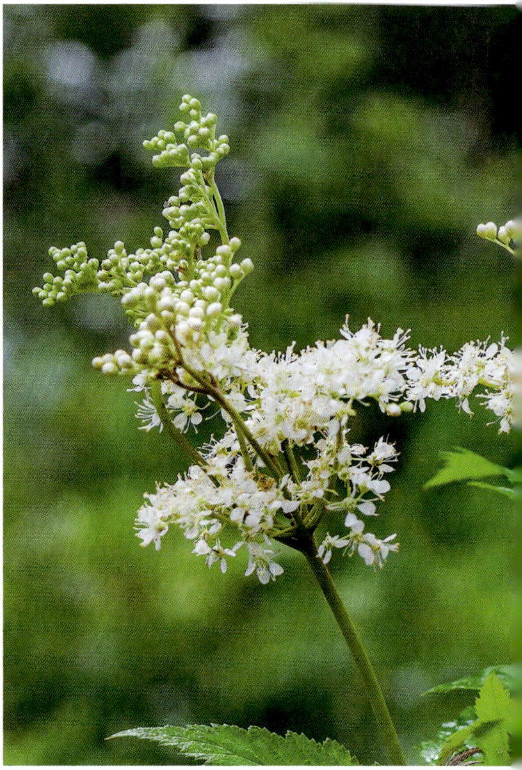

Das Echte Mädesüß ist eine mehrjährige Staude aus der Familie der Rosengewächse. Sie ist in weiten Teilen Europas heimisch und gedeiht vornehmlich auf feuchten und nährstoffreichen Standorten wie Gräben, Bachufern, Feuchtwiesen, Moorgebieten und in Auwäldern. Kennzeichnend sind die cremeweißen wohlriechenden Blüten, die rund 1 Meter hohen aufrechten und kantigen Stängel, die sich nur im oberen Bereich verzweigen, wie auch die lang gestielten gefiederten Blätter, die an die der Ulme erinnern (daher auch der Artname „ulmaria"). An der Oberseite sind sie dunkelgrün und weißlich behaart auf der Unterseite. Die Blütezeit ist von Juni bis August. Die kleinen gelblich-weißen Blüten stehen in rispigen Trugdolden angeordnet. Sie duften angenehm, etwas süß, vanille- und mandelartig. Als heilwirksam gelten insbesondere die Blüten und Blätter, die vorzugsweise von Juni bis August geerntet werden. Bereits Anfang des 19. Jahrhunderts wurde aus der Pflanze Salicylsäure isoliert, die damals Spiersäure genannt wurde. Zusammen mit der Weide lieferte Mädesüß so lange Salicylsäure, bis der Wirkstoff synthetisch hergestellt wurde. Die alte Bezeichnung Spiersäure ist noch im Markennamen Aspirin erkennbar.

Als heilwirksame Stoffe gelten: Salicylsäurealdehyd, Flavonoide, ätherisches Öl, Zitronensäure, Gerbstoffe und Schleimstoffe. Die Blüten enthalten mehr Salicylsäurealdehyd als das Kraut und haben eine stärkere entzündungshemmende und schmerzlindernde Wirkung.

**Anwendungsgebiete**

- Zubereitungen aus Mädesüß sind Mittel der Wahl bei chronischen

Kopfschmerzen wie auch bei Kopfschmerzen, die in Zusammenhang mit Erkältungskrankheiten und Fieber entstanden sind.

- Die milde Pflanze passt gut zu sensiblen Menschen und Kindern und erweist sich auch bei stressbedingten Spannungskopfschmerzen als hilfreich. Der besondere, an Vanille und Mandel erinnernde Duft des Mädesüß-Tees unterstützt die entspannende Wirkung zusätzlich.
- In den alten Kräuterbüchern wird Mädesüß als kühlende Pflanze eingestuft und auch in der Traditionellen Chinesischen Medizin (TCM) gilt die Qualität der Pflanze als kühlend, die Oberfläche öffnend und Wind-Hitze (einen grippalen Infekt mit Fieber) vertreibend. Solche Qualitäten macht man sich bei Neuralgien zunutze, die oft als elektrisierend, einschießend oder brennend beschrieben werden. Für einen angenehm kühlenden Gesichtsumschlag bei Trigeminusneuralgie 1 EL Mädesüßblüten mit 250 ml heißem Wasser übergießen, 10 Minuten ziehen lassen, dann abseihen und abkühlen lassen. Tränken Sie ein Geschirrtuch damit, wringen Sie es leicht aus und legen Sie es auf das Gesicht.
- Die Pflanze enthält schmerzstillende Substanzen, die ähnlich wie Acetylsalicylsäure wirken. Deshalb ist sie bei milden Formen von arzneimittelbedingtem Kopfschmerz eine Option. In diesem Fall als Tee oder Urtinktur anwenden.
- Zusätzlich: Außerdem hilft die Pflanze bei rheumatischen Beschwerden, Gicht und Gelenkschmerzen sowie wegen ihrer harntreibenden Wirkung auch bei Blasen- und Niereninfekten.

**Anwendungshinweise**

Zubereitung und Dosierung: Tee: 1 bis 2 TL Mädesüßblüten mit 250 ml kochend heißem Wasser übergießen, 7 bis 10 Minuten ziehen lassen, abseihen.
Dosierung für Erwachsene pro Tag: 4 bis 5 g Kraut/2,5 bis 3,5 g Blüten als Tee.
Dosierung Kraut für Kinder pro Tag: 1 bis 4 Jahre: 1 bis 2 g; 4 bis 10 Jahre: 2 bis 3 g; 10 bis 16 Jahre: 2,5 bis 3,5 g.
Einnahme: Tagsüber, am Abend kann Mädesüß wegen der harntreibenden Wirkung zu nächtlichen Toilettengängen führen.
Nebenwirkungen: Bei Überdosierung Magenbeschwerden und Brechreiz. Wechselwirkungen mit blutverdünnenden Arzneien sind theoretisch möglich.
Gegenanzeigen: Nicht anwenden bei Salicylat-Überempfindlichkeit. Jedoch hat Mädesüß im Vergleich zur Weide nur einen geringen Anteil an Salicylaten.
Fertigpräparate: Mädesüß-Tee (Apotheke); Mädesüß-Urtinktur (Ceres): 3 bis 5 Tropfen, 3-mal tägl.;
Mädesüß-Blüten – BIO-Tropfen (Auwald): 2-mal tägl. 15 Tropfen mit Wasser verdünnt.

## Mutterkraut

(Tanacetum parthenium, Chrysanthemum parthenium)

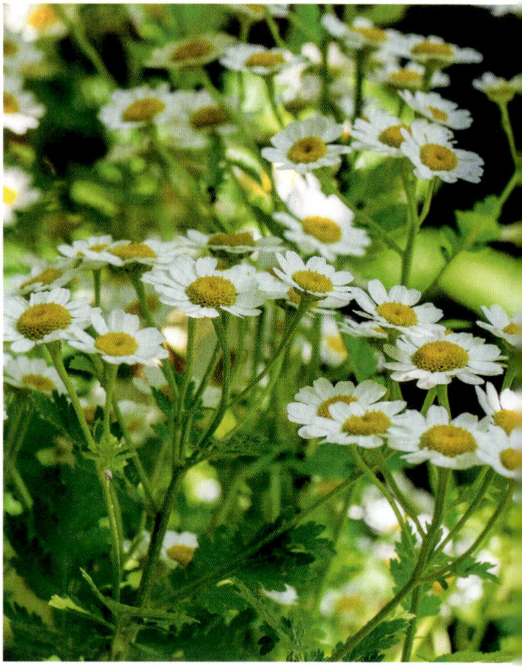

Was auf den ersten Blick an eine etwas zu klein geratene Margerite oder an die Kamille erinnert, ist das Mutterkraut. Botanisch ist die Pflanze mit dem Rainfarn, der Kamille und der Straußmargerite verwandt. Jedoch unterscheidet sich Mutterkraut deutlich in der Form der Blätter. Diese sind fiederteilig und gelblich-grün.

Die kleine Staude aus der großen Familie der Korbblütler ist bei uns heimisch und wächst vorzugsweise an Wegen, Zäunen und Schutthalden und gelegentlich noch in alten Bauerngärten – wobei ihre Heilwirkung bei uns ein bisschen in Vergessenheit geraten ist. Die Heimat von Mutterkraut ist Vorderasien und das Balkangebiet; heute ist es in ganz Europa, Australien und Nordamerika eingebürgert. Die Pflanze bevorzugt durchlässige Böden und braucht viel Sonne. Die kleinen Blütenköpfe zeigen sich von Juli bis September und stehen in Doldenrispen. Wie die Kamille bildet der Korbblütler gelbe Röhrenblüten und weiße Zungenblüten.

Lange vor der Erfindung des Aspirins verwendete man Mutterkraut mit Erfolg bei Kopfschmerzen, zur Prophylaxe von Migräne und zur Behandlung von Fieber. Dies kommt auch in dem englischen Volksnamen „feverfew" zum Ausdruck, was so viel wie „wenig Fieber" bedeutet, während der deutsche Name „Mutterkraut" auf die traditionelle Verwendung als Geburtskraut hinweist. Der volksmedizinische Gebrauch des Mutterkrauts bei Fieber und Kopfschmerzen in England gab Anlass zu intensiven pharmakologischen Untersuchungen ab den 1980er-Jahren. Heute wird das Mutterkraut zur Unterstützung der physiologischen Regeneration der Nerven empfohlen.

Verwendet werden in der Heilkunde die getrockneten Blätter. Pharmakologisch wichtige Inhaltsstoffe sind 0,2 bis 0,7 Prozent ätherische Öle (mit einem hohen Kampferanteil), etwa 0,2 bis 1,8 Prozent bitter schmeckende Sesquiterpenlactone mit dem intensiv erforschten Parthenolid (einem Serotoninantagonisten), Flavonoide (Apigenin) und Bitterstoffe.

**Anwendungsgebiete**

- Mutterkraut ist ein reines Migräne-Prophylaktikum und nicht für die Therapie bei akutem Geschehen geeignet. Der Wirkstoff Parthenolid in den Mutterkrautblättern ist ein sogenanntes Sesquiterpenlacton mit entzündungshemmenden, sekretionshemmenden und krampflösenden Eigenschaften. Vermutlich führt es zu einer Hemmung der Prostaglandinsynthese, der Serotoninausscheidung und der Histaminfreigabe. Übermäßig hohe Serotoninspiegel spielen eine wichtige Rolle bei der Entstehung von Migräne.
- In mehreren Studien mit Mutterkrautpräparaten konnte beobachtet werden, dass die prophylaktische Einnahme von Mutterkraut über zwei bis vier Monate die typisch halbseitigen Migränekopfschmerzattacken deutlich verringert. Die therapeutische Wirkung betrifft insbesondere Migräne, aber auch Kopfschmerzen anderen Ursprungs, welche an den Schläfen, seitlich am Kopf und den Augen auftreten. Eine Anwendung als Tee bei Gesichtsneuralgien wie einer Trigeminusneuralgie kann ein Baustein dieser Therapie sein.
- Zudem bessern sich durch die Anwendungen charakteristische Migräne-Begleiterscheinungen wie Übelkeit, Schwindel und Erbrechen. Dies trifft auch für Migräneanfälle und Kopfschmerzen zu, die hormonell bedingt sind und bei einigen Frauen während der Menstruation auftreten. Deshalb werden Mutterkrautzubereitungen insbesondere von weiblichen Migränepatientinnen geschätzt. Vorbeugend ab dem Eisprung oder dem 14. Zyklustag 40 Tropfen Nemagran® bis zum Eintreten der Blutung einnehmen oder bei den ersten Migräneanzeichen alle 10 Minuten 10 Tropfen maximal 1 Stunde (also 60 Tropfen) einnehmen.
- Zusätzlich: Wirkt fiebersenkend, krampflindernd und generell entzündungshemmend. Traditionelles Frauenkraut zur Stärkung der Gebärmutter und Regulierung des Menstruationszyklus.

**Anwendungshinweise**

Zubereitung und Dosierung: Etwa 150 mg (am besten in der Apotheke abwiegen lassen) des getrockneten und pulverisierten Krauts mit siedendem Wasser übergießen.
7 bis 10 Minuten stehen lassen und gelegentlich umrühren. Durch einen Papierfilter abgießen. Zwei bis drei Tassen tägl. vor dem Essen trinken.

Einnahme: Mit einer gewünschten Wirkung ist erst nach 4 bis 6 Wochen zu rechnen.
Nebenwirkungen: In seltenen Fällen Kontaktdermatitis, Durchfall, Übelkeit oder Erbrechen. Bei Langzeitbehandlung Bauchschmerzen und Verdauungsstörungen möglich.
Wechselwirkungen mit blutverdünnenden Medikamenten (Beispiel ASS) sind möglich.
Gegenanzeigen: Nicht einnehmen bei Allergie gegen Korbblütengewächse, in der Schwangerschaft, Stillzeit und bei Kindern unter dem 12. Lebensjahr.
Fertigpräparate: Pflanzliche Arzneimittel sind in Deutschland derzeit nicht verfügbar. Im Ausland ist beispielsweise Migraherb® mit 100-mg-Extrakt erhältlich. Eine gute Alternative ist die Verwendung der Urtinktur: Beispielpräparat Nemagran® (Nestmann).

## MUTTERKRAUTPULVER SELBST GEMACHT

In den Studien wurden die besten Erfolge mit dem zerriebenen Pulver der Mutterkrautblätter erreicht. Dafür das getrocknete Mutterkraut im Mörser fein pulverisieren und kurmäßig einmal am Tag eine Messerspitze Mutterkrautpulver mit einem halben Löffel Honig einnehmen.

**Mutterkraut auf dem Butterbrot**
Zur Prophylaxe oder bei den allerersten Anzeichen von Migräne in den Sommermonaten 2 Mutterkrautblätter ernten, klein hacken, auf ein Butterbrot streuen und das würzig-bittere Aroma der Blätter genießen.

**Migränetee**
40 g Mutterkrautblätter
30 g Melissenblätter
25 g Pfefferminzblätter
5 g Lavendelblüten

1 TL der Mischung mit 1 Tasse siedend heißem Wasser überbrühen, 7 Minuten bedeckt ziehen lassen, abseihen. Bis zu 3 Tassen über den Tag verteilt trinken.

## Pestwurz

*(Petasites hybridus)*

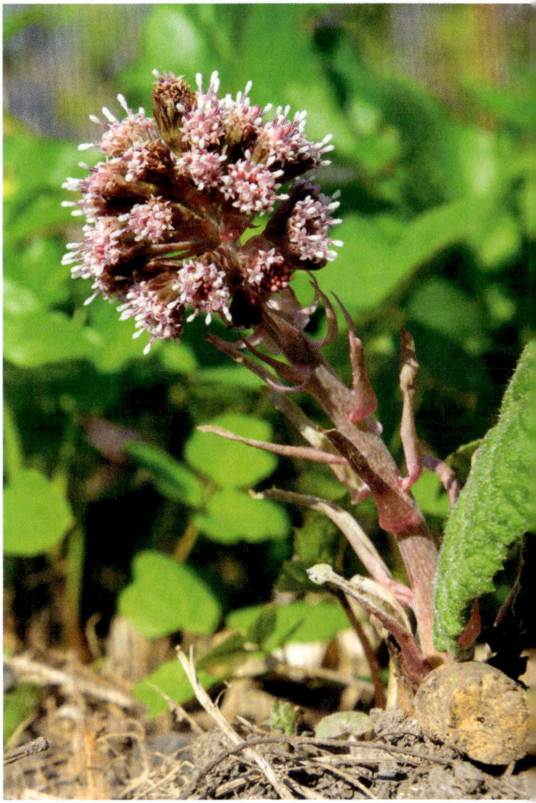

Die Pestwurz ist ein Korbblütlergewächs, das in ganz Europa gedeiht und im Mittelalter, wie der Name schon vermuten lässt, gegen pestartige Erkrankungen verwendet wurde. In Deutschland wächst sie in großen Mengen an Flussufern, auf feuchten, nährstoffreichen tonigen und lehmigen Waldböden. Im Frühjahr ist von der ganzen Pracht der riesigen Laubblätter noch wenig zu sehen, denn diese entwickeln ihre volle Größe erst im Laufe des Sommers. Die Blattunterseite ist grauwollig behaart. Auf die Blattform bezieht sich der Gattungsname Petasites (griech. petasus = breitkrempiger Hut). Sehr zeitig im Frühjahr treiben allerdings schon die Blüten. Es sind rötliche Blütenköpfchen mit schmalen rötlichen Hüllblättern, die an einem 40 bis 70 cm langen Blütenschaft gedeihen.

Im Winter zieht sich die Pflanze in ihren dicken Wurzelstock zurück. Er wird für Heilzwecke verwendet. Die Wurzel wird im Frühling vor der Blütezeit oder im Herbst von September bis Oktober ausgegraben. Die wichtigsten Inhaltsstoffe sind Petasin und Isopetasin, die krampflösend und schmerzstillend wirken. Ein Inhaltsstoff der Pestwurz, das Pyrrolizidinalkaloid, sorgt für Warnhinweise. Dieser Stoff gehört zu den sekundären Pflanzenstoffen, die erbgutverändernd, fruchtschädigend und krebserregend wirken können. Beachten Sie deshalb die Anwendungshinweise. Außerdem enthält die Pestwurz Schleimstoffe und ätherische Öle.

### Anwendungsgebiete

- Der Wurzelstock der Pestwurz wirkt schmerzlindernd, krampflösend und entzündungshemmend. Die Pestwurz gilt als traditionsreiche Heilpflanze und man weiß, dass durch sie schon

wenige Tage nach Einnahme die Frequenz, Dauer und Intensität der Migräneattacken abnehmen. Pestwurz dient jedoch nicht zur Behandlung eines akuten Migräneanfalls, sondern zur Migräne-Prophylaxe. Die Therapie gilt dann als gerechtfertigt, wenn die Anfälle mehr als 2- bis 3-mal pro Monat auftreten.
Die Wirksamkeit der Pestwurz wurde mittlerweile in randomisierten, placebokontrollierten Studien für unterschiedliche Dosierungen untersucht. Die Studienergebnisse sind vergleichbar mit denen anderer Migräne-Prophylaktika. Zusammenfassend lässt sich sagen, dass sich die Anfallshäufigkeit der Migräne bei einer Dosierung von 50 bis 150 mg/Tag um mindestens 50 Prozent der Fälle reduzierte und zudem keine relevanten Leberfunktionsstörungen gemeldet wurden. Vorsichtshalber sollten jedoch die Leberwerte im Abstand von drei Monaten kontrolliert werden. Somit gilt die Pestwurz als effizientes Migräne-Prophylaktikum für Kinder ab dem 6. Lebensjahr und Erwachsene. Abhängig vom Schweregrad der Erkrankung ist eine drei- bis sechsmonatige Behandlungsdauer sinnvoll. Danach sollte drei bis vier Monate pausiert werden.

- Zusätzlich: Bei nervösen Krampfzuständen, Krämpfen im Magen-Darm-Bereich.

**Anwendungshinweise**

Tagesdosis: gemäß Beipackzettel.
Dauer der Anwendung: Die selbstständige wissenschaftliche Sachverständigenkommission für pflanzliche Arzneimittel, die Kommission E, legt die Dauer der Anwendung auf 4 bis 6 Wochen pro Jahr fest – allerdings nur bei dem einzigen Anwendungsgebiet: „akute und krampfartige Schmerzen im Bereich der ableitenden Harnwege". Es gibt mittlerweile pyrrolizidinalkaloidfreie oder -arme Züchtungen, für die die Beschränkung der Anwendungsdauer entfällt. Von einer Gabe als Tee ist absolut abzuraten, da die Pestwurz Giftstoffe enthält! Achten Sie beim Kauf von Pestwurzprodukten auf das Label „PA-frei".
Nebenwirkungen: Im Einzelfall kann es zu Magen-Darm-Beschwerden wie Aufstoßen, Sodbrennen oder leichter Übelkeit kommen.
Wechselwirkungen mit anderen Medikamenten sind nicht bekannt.
Gegenanzeigen: Nicht anwenden bei bestehenden Leberleiden, in der Schwangerschaft und Stillzeit.
Hinweis: Obwohl die Wirksamkeit und die Sicherheit bei Migräne belegt sind, wurde die Nachzulassung für Fertigpräparate in Deutschland aus formaljuristischen Gründen abgelehnt. Pestwurzextrakte können jedoch über internationale Apotheken oder im Internet bezogen werden. Ein Beispielpräparat ist Petadolex® (Linpharma).

## Pfefferminze

(Mentha piperita)

Verschiedene Minzarten sind schon vor vielen Jahrhunderten von Asien über das Mittelmeergebiet in unsere Breiten gelangt. Vermutlich ist aber erst im 17. Jahrhundert durch Kreuzung oder durch Zufall in England eine Naturhybride, die heute so beliebte Pfefferminze, entstanden. Sie unterscheidet sich von anderen Minzen durch ihren Mentholgehalt und den scharfen Geschmack, daher der Name „Pfeffer-Minze".

Die winterharte Staude gehört zu den Lippenblütengewächsen, erreicht eine Wuchshöhe von bis zu 70 cm, hat rötlich überlaufende Stängel und länglich-eiförmige Blätter. Sie sind intensiv grün gefärbt, gezähnt und haben auf der Unterseite punktförmige Öldrüsen. Ein halbschattiger Standort ist der Pfefferminze lieber als die pralle Sonne. Die zahlreichen rosarot bis lila gefärbten Blüten stehen dicht in ährigen Blütenständen. Für Heil- und Küchenzwecke ernten Sie das Kraut am besten zu Beginn der Blütezeit in den Vormittagsstunden und trocknen es dann schonend im Halbschatten.

Pfefferminzblätter enthalten ätherisches Öl. Dieses wird therapeutisch ge-

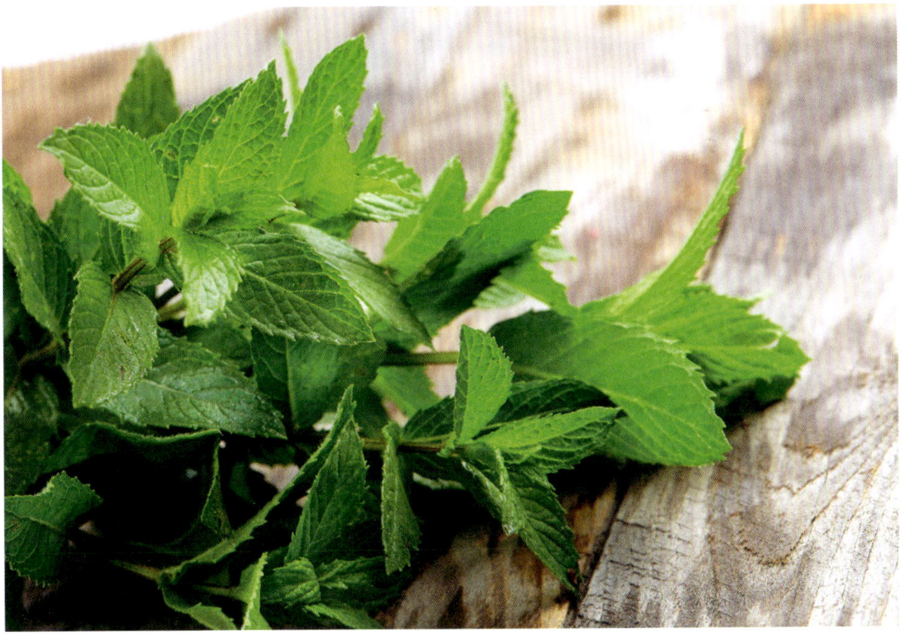

nutzt. Hauptbestandteile des ätherischen Öls der Pfefferminzpflanze sind Menthol und Menthon (50 bis 86 Prozent). Hinzu kommen Pinen, Phellandren und Limonen.

### Anwendungsgebiete

- Pfefferminzöl ist Schmerzmitteln aus der Apotheke bei Spannungskopfschmerzen ebenbürtig! Das bestätigen wissenschaftliche Studien. Es hemmt die Bildung von Schmerzstoffen, steigert die Durchblutung der Haut und entspannt die Muskulatur. Außerdem wirkt Menthol lokalanästhetisch und hat einen angenehm kühlenden Effekt. Pfefferminzöl kann zudem die Wirkungen der Schmerz-Nerven-Botenstoffe Serotonin und Substanz P (SP) hemmen. Beide Substanzen spielen bei der Entstehung von Kopfschmerzen eine entscheidende Rolle. Verdünntes Pfefferminzöl zeigt bei lokaler Anwendung bei episodischen und chronischen Kopfschmerzen vom Spannungstyp oder bei Katerkopfschmerz schon nach 15 Minuten Anwendung eine deutliche Schmerzlinderung. Diese reduziert sich im Verlauf einer Stunde weiter. Damit erzielt das Pfefferminzöl in etwa die gleiche Wirkung wie die bekannten Schmerzmittel Paracetamol und Acetylsalicylsäure in einer Dosierung von 1.000 mg. Tragen Sie wenige Tropfen der Ölzubereitung mit den Fingerspitzen auf die Stirn- und Schläfenhaut auf und reiben Sie sie leicht ein. Im Abstand von 15 Minuten kann dies bis zum Abklingen der Schmerzen wiederholt werden. Wegen der kühlenden Wirkung ist die Anwendung auch bei Trigeminusneuralgie wie auch bei Clusterkopfschmerz eine Option.
- Die Anwendung von Pfefferminzöl wurde mittlerweile auch in Therapieempfehlungen bzw. Leitlinien von Fachgesellschaften aufgenommen. Die Leitlinie der Deutschen Gesellschaft für Neurologie weist auf die Wirksamkeit der lokalen Verwendung von Pfefferminzöl hin. Die Deutsche Migräne- und Kopfschmerzgesellschaft empfiehlt, Pfefferminzöl während der Schwangerschaft den Vorzug zu geben und bei Kindern einzusetzen.
- Für die Anwendung von Pfefferminzöl bei Migräne liegen bislang keine ausreichenden Studien vor. Die meisten Betroffenen reagieren während eines Migräneanfalls negativ auf starke Gerüche und die Anwendung ätherischer Öle. Aber da Pfefferminze die Magenentleerung beschleunigt und als brechreizlinderndes Mittel bekannt ist, kann sie dann eine Option sein, wenn der Geruch von Pfefferminze als angenehm empfunden wird. Dann kann es sich lohnen, eine Tasse Pfefferminztee zu trinken, wenn Übelkeit und Brechreiz vorherrschen.

- Zusätzlich: Innere Anwendung bei Reizdarm, Erkältungen, Schleimhautentzündungen im Mundraum, Krämpfen im Magen-Darm-Trakt und Beschwerden in den Gallenwegen.

**Anwendungshinweise**

Zur Anwendung kommen 10%ige Ätherisch-Öl-Mischungen, die ausschließlich äußerlich auf die betroffene Hautpartie aufgetragen werden. Die Euminz® Lösung ist für Kinder ab dem 6. Lebensjahr geeignet. Da durch äußere Anwendung die inneren Organe nicht belastet werden, ist die Anwendung auch für Schwangere und Leberkranke geeignet.

Gegenanzeigen: Das ätherische Öl bei Säuglingen und Kleinkindern unter drei Jahren nicht im Bereich des Gesichts, speziell der Nase, anwenden.

Fertigpräparate: Euminz® Lösung (Klosterfrau), China-Öl® Destillat (Hübner), Inspirol® Heilpflanzenöl-Lösung (Abanta), Primavera® Duft Roll-On

## SELBST GEMACHT

**Kopfschmerz-Roll-on DIY**

Die Rezeptur ist so einfach wie wirksam: Geben Sie knapp 10 ml Wodka oder Weizenkorn und bis zu 15 Tropfen von Echtem Pfefferminzöl (Mentha piperita, nicht die Ackerminze Mentha arvensis) in einen gläsernen Roll-on, vor jeder Anwendung gut schütteln. Darauf achten, dass die Mischung nicht in die Augen kommt.

**Eiswürfelmassage mit Pfefferminzöl**

Den Nacken mit einem Eiswürfel befeuchten und leicht kühlen. Dann einen Tropfen Pfefferminzöl auf die Finger geben und in die feuchte Haut einmassieren. Gegebenenfalls mit einem Fächer oder einem Handtuch Luft in den Nacken fächern. Den Schulter- und Nackenbereich anschließend abdecken.

## Teufelskralle

(Harpagophytum procumbens)

Die Afrikanische Teufelskralle ist eine in den Savannen Namibias und der Kalahariwüste beheimatete Heilpflanze. Sie bevorzugt niedergelegene, sandige Steppenregionen. Besonders auffällig sind ihre trichterförmigen hellrosa bis roten Blüten und ihre fruchtartigen Strukturen, die mit kräftigen Widerhaken versehen sind und namensgebend waren. Um Trockenzeiten zu überstehen, sterben die an der Oberfläche liegenden Pflanzenteile ab. Die tiefen, stark verzweigten Wurzeln bleiben übrig und speichern Wasser und Nährstoffe. Die Primärwurzel ist bis zu 50 cm lang. Von ihr aus zweigen sich knollige Sekundärwurzeln ab, die sich bis zu 2 Meter tief in der Erde befinden. Sie speichern bis zu 90 Prozent Wasser und erinnern in Größe und Form ein wenig an Süßkartoffeln. Nach der Ernte werden diese zerkleinert und getrocknet. Sie enthalten wertvolle Inhaltsstoffe. Wesentliche Inhaltsstoffe der Speicherwurzel sind Bitterstoffe, vor allem die Substanzen Harpagosid, Harpagid sowie Procumbid. Hinzu kommen Flavone wie

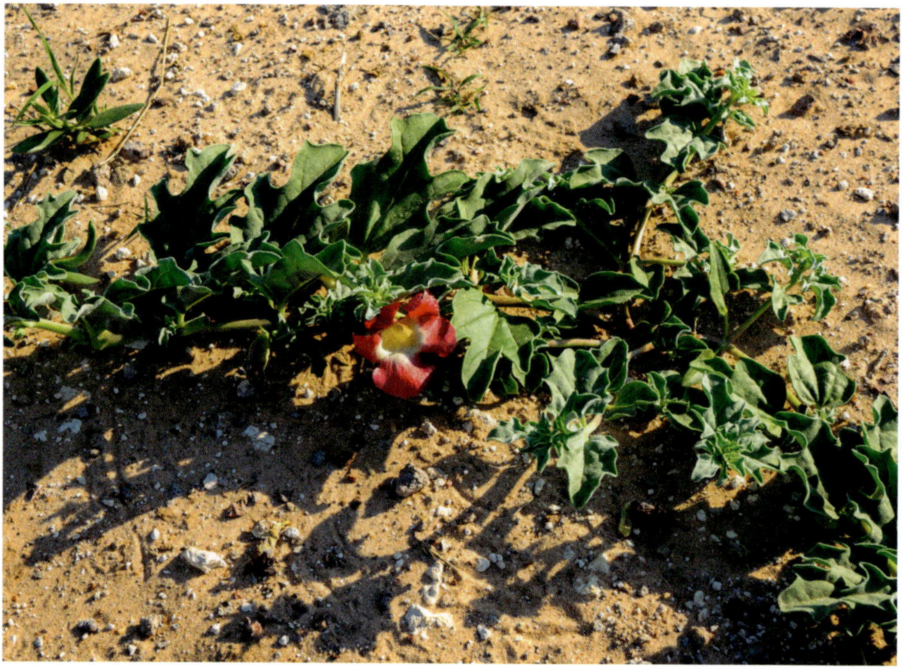

Kämpferol und Luteolin sowie wasserlösliche Kohlenhydrate (zum Beispiel Raffinose). Welcher dieser Inhaltsstoffe wirksamkeitsbestimmend ist, ist bisher nicht endgültig geklärt.

**Anwendungsgebiete**

- Klinische Studien zeigten einen deutlichen Nutzen bei der Behandlung von Schmerzen bei Erkrankungen des Bewegungsapparates, die durch Abnutzung hervorgerufen werden. Die Teufelskrallenwurzel zeigt dabei sowohl knorpelschützende, schmerzlindernde als auch entzündungshemmende Wirkung. Deshalb eignen sich Teufelskrallenpräparate auch bei Spannungskopfschmerzen mit HWS-Syndrom oder bei lang anhaltenden Kopfschmerzen, die in Verbindung mit einem HWS-Syndrom auftreten. Hier eignen sich Teufelskrallenpräparate als Ergänzung zu herkömmlichen Medikamenten und sie helfen dabei, die Menge der verordneten Schmerzmittel und damit auch deren Nebenwirkungen zu verringern.
- Zusätzlich: In Afrika ist die Teufelskralle ein traditionelles Hilfsmittel bei Geburtsschmerzen. Zur Behandlung von Schmerzen, insbesondere Gelenkschmerzen und degenerativen Gelenkerkrankungen wie Arthrose. Wegen der Bitterstoffe zur Unterstützung der Verdauung.

**Anwendungshinweise**

Tagesdosis: 4,5 g Teufelskrallenextrakt bzw. 50 bis 100 mg Harpagosid.

Hinweise: In der Schmerztherapie werden ausschließlich Fertigpräparate empfohlen.

Nebenwirkungen: Bei Überdosierung Unverträglichkeitsreaktionen wie Bauchschmerzen, Durchfall, Übelkeit oder Erbrechen.

Wechselwirkungen sind nicht bekannt.

Gegenanzeigen: Teufelskralle soll bei Magen- und Zwölffingerdarmgeschwüren sowie während der Schwangerschaft und der Stillzeit nicht eingenommen werden.

Fertigpräparate: Doloteffin® Filmtabletten (Ardeypharm), Harpagoforte Asmedic Kapseln (Dyckerhoff)

## Weidenrinde

(Salix species)

Weiden wachsen als kleine Bäume oder als Sträucher. Für heilkundliche Zwecke eignen sich zahlreiche Arten der rund 500 Weidengewächse, etwa die Silberweide, die Salweide, die Korbweide oder die Purpurweide. Ausschlaggebend ist der ausreichend hohe Salicylat-Gehalt, der Mindestgehalt liegt bei 1,5 Prozent Gesamtsalicylaten.

Weiden bevorzugen feuchte Standorte wie Teichufer, Bach- und Flussläufe, werden aber auch gerne zur Abgrenzung von Weideflächen und Wiesen gepflanzt. Blühende Weiden sind das Symbol des nahenden Frühlings und der wiedererwachenden Natur. Die Kätzchen (Ähren) erscheinen von März bis in den April noch vor den Blättern. Die eiförmigen männlichen Blüten sind gelblich, die weiblichen wollig-flauschig und silbergrau.

In der Heilkunde wird die im Frühjahr gesammelte wirkstoffhaltige Rinde der zwei- bis dreijährigen Weidenzweige verwendet. Diese wird getrocknet und ganz oder zerkleinert verwendet. Die 1 bis 2 mm dicken, manchmal röhrenförmig eingerollten Rindenstückchen besitzen – je nach Weidenart – eine glänzende, grünlich-gelbe oder bräunlich-graue, längs geriffelte Außenseite.

Weidenrinde ist das potenteste pflanzliche Schmerzmittel. Und das wussten auch unsere Vorfahren. Wundärzte, Kräuterhexen, Hebammen und Bader heilten mit der Rinde des „Fieberbaums" Erkältungen, Sumpffieber (Malaria), Rheuma, Fieber und Schmerzen aller Art. Durch die Entwicklung synthetischer Schmerzmittel haben Weidenpräparate aus heimischer Produktion stark an Bedeutung verloren.

Inhaltsstoffe: 1,5 bis 11 Prozent Salicylalkoholderivate wie Salicin, Catechin-Gerbstoffe, Kaffeesäurederivate und Flavonoide. Lange Zeit wurde angenommen, dass die heilenden Eigenschaften der Weidenrinde ausschließlich auf dem

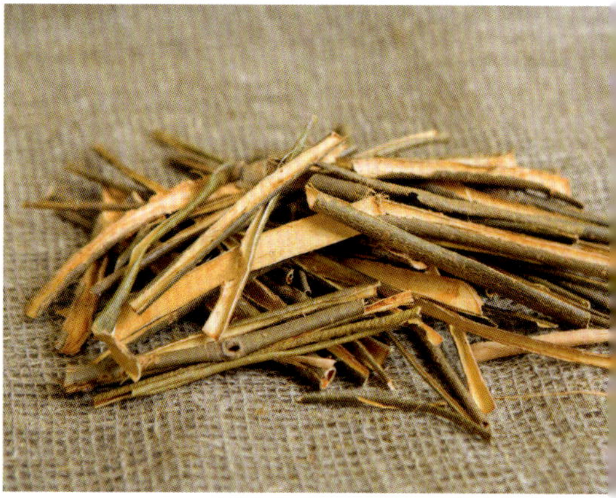

Wirkstoff Salicin beruhen. Es konnte jedoch anhand von einigen Studien aufgezeigt werden, dass Salicin allein nicht für das Wirkspektrum der Weidenrinde verantwortlich ist und es erst im Zusammenspiel mit den anderen Inhaltsstoffen wie etwa den Flavonoiden gut funktioniert.

### Anwendungsgebiete

- Die Zubereitungen eignen sich bei chronischen, lang anhaltenden Kopfschmerzen, etwa Kopfschmerzen vom Spannungstyp. Denn pflanzliche salicinhaltige Präparate brauchen 2 bis 3 Stunden, bis sie ihre Wirkung entfalten können. Dafür hält die Wirkung dann auch bis zu 8 Stunden an. Das Salicin wird erst durch Darmbakterien und in der Leber zu der wirksamen Salicylsäure umgewandelt. Für viele ist die Weidenrinde eine echte Alternative zu synthetisch hergestellten nichtsteroidalen Antirheumatika wie Acetylsalicylsäure (ASS), Paracetamol und Ibuprofen. Der Körper bildet aus Salicin bzw. Acetylsalicylsäure die schmerzstillende Salicylsäure. Während ASS erhebliche Magen- und Darmbeschwerden hervorruft, hat Salicin nur geringe Auswirkungen auf den Magen-Darm-Trakt. Daher werden chronische Schmerzen oft bevorzugt mit weidehaltigen Arzneimitteln behandelt.

- Als Zusatzbehandlung bei Neuralgien wie der Trigeminusneuralgie. Nach der Vorstellung ganzheitlicher Therapieformen wie der Traditionellen Chinesischen Medizin (TCM) haben Weidenzubereitungen eine kalte, zusammenziehende und entzündungshemmende Qualität, die „heiße" Erkrankungen wie Neuralgien besänftigen können. Anwendung innerlich als Tee oder äußerlich als feuchtkühle Auflage im schmerzenden Bereich.
- Arzneimittelbedingter Kopfschmerz: Weidenrinde ist das pflanzliche „Aspirin" und hat gegenüber den synthetischen Präparaten den Vorteil, dass sie besser verträglich ist und keine Kopfschmerzen als Nebenwirkung erzeugt.
- Zusätzlich: Bei leichten Gelenkschmerzen und rheumatischen Beschwerden, senkt Fieber bei Erkältungskrankheiten, als Basisbehandlung bei Schmerzzuständen jeglicher Art.

**Anwendungshinweise**

Einnahme: Trockenextrakte in Form von Kapseln, Tinkturen, Tropfen, Tee.

Zubereitung: Tee: 1 bis 2 TL (1,5 g bis 3 g) fein geschnittene Weidenrinde 8 Stunden mit 200 ml kaltem Wasser ansetzen, zum Sieden erhitzen und nach 5 Minuten abgießen. 2 bis 3 Tassen tägl. trinken. Äußerlich: Einen Waschlappen mit der verdünnten Tinktur (3-mal tägl. 1 EL) oder starkem Tee tränken und auf den schmerzenden Bereich auflegen.

Dosierung: 60 bis 100 mg. Bei starken Schmerzen auch 4 bis 6 Wochen lang bis 240 mg Gesamtsalicin; Tagesdosis Rinde: 3 bis 6 g als Tee. Tagesdosis Tinktur: 3-mal tägl. 20 bis 30 Tropfen.

Nebenwirkung: Allergische Reaktionen sind möglich.

Wechselwirkungen sind nicht bekannt. Die Salicylsäure der Weide hat kaum blutverdünnende Wirkung.

Gegenanzeigen: Nicht anwenden bei Salicylsäure-Überempfindlichkeit (etwa 0,2 Prozent der Bevölkerung). Eine Anwendung während der Schwangerschaft und in der Stillzeit sowie bei Kindern und Jugendlichen wird aufgrund fehlender Untersuchungen zur Unbedenklichkeit nicht empfohlen.

Fertigpräparate: Weidenrindenextrakt (Dr. Ehrenberger): 1 bis 2 Kapseln tägl.; Weidenrinde Tinktur (Central Apotheke International, Leipzig): 3-mal tägl. 20 bis 30 Tropfen in Wasser verdünnt einnehmen.

# UMSCHLÄGE, AUFLAGEN & CO.

Umschläge, Auflagen und Wickel sind fast vergessene Anwendungen, um Schmerzen zu lindern und Entzündungen zu bremsen. Ergänzt mit wohltuenden Kräutern, Gewürzen oder ätherischen Ölen gelten sie als altbewährte und natürliche Heilmethoden. Lesen Sie hier mehr über Wirkung und Anwendung von Wickeln und Auflagen!

**So wirken die Auflagen**

Ob Wickel, Packung, Kompresse oder Auflage – stets wird ein Wirkstoff in einem Tuch „verpackt", auf die schmerzende Stelle oder eine Reflexzone aufgelegt und über die Haut zugeführt. Die Wirkweise dieser Anwendungen beruht auf einem Zusammenspiel mehrerer Faktoren. Die Substanzen wirken zum einen durch ihre Inhaltsstoffe und zum anderen durch die Fähigkeit, jene langsam an den Körper abzugeben.

**Was Sie benötigen**

Für diese Anwendungen braucht es keine teure Spezialausrüstung. In den meisten Fällen gibt der Haushalt alles her, was zum Zubereiten und Anlegen vonnöten ist. Ohne Tücher geht es nicht. Am besten sind Tücher aus Naturmaterialien. Für direkte Auflagen eignen sich Küchen-Einmaltücher oder Papiertaschentücher, die Sie anschließend wegwerfen. Leinen- oder Geschirrtücher aus Baumwolle und Stoffwindeln sind ideal als Zwischenauflage. Handtücher oder Schals eignen sich besonders gut für die Außenschicht.

**Bitte beachten**

Auflagen dürfen nicht bei offenen Wunden und nur bei intakter Haut angewendet werden. Kräuter und Gewürze müssen mit Sorgfalt ausgewählt werden und sollten möglichst aus biologischem Anbau stammen.

## Capsaicin – der Scharfmacher

Die brennende Schärfe von Chili und Cayennepfeffer wird durch die sogenannten Capsaicinoide, vor allem durch das Capsaicin, verursacht. Es zählt zu den schärfsten Substanzen der Erde und eignet sich daher nicht für eine selbst gemachte Anwendung. Medizinisch wird Capsaicin gegen verschiedene Schmerzformen verwendet. Capsaicin entfaltet eine schmerzhemmende, gefäßweitende, wärmende und durchblutungsfördernde Wirkung, indem es Hitze- und

Schmerzrezeptoren der Haut aktiviert. Produkte mit Capsaicin gibt es in den Apotheken als fetthaltige Salben oder Pflaster. Je nach Wirkstoffmenge sind die Arzneimittel rezeptfrei erhältlich oder verschreibungspflichtig.
Neben der Anwendung in der Orthopädie (Beispiel Rheuma und Erkrankungen der Gelenke) oder bei Hauterkrankungen sind Krankheiten des Nervensystems (neuropathische Schmerzen) ein wichtiges Anwendungsgebiet.

**Capsaicin hilft bei ...**

- ... Migräne: Die Anwendung erfolgt lokal auf der Kopfhaut. In der Praxis haben sich Capsaicin-Salben bewährt (Anwendung: 3-mal tägl.), insbesondere bei chronischen Schmerzpatientinnen und -patienten.
- ... Kopfschmerzen mit Muskelverspannungen im Nacken: Die Salbe wird auf die verspannten Muskeln dünn aufgetragen. Anwendung ab dem 12. Lebensjahr bis zu 3-mal täglich.
- ... Trigeminusneuralgie: Capsaicin-Creme 0,05 %, 3-mal tägl. lokal anwenden. In einigen Fällen hilft zur Schmerzbesserung auch der Biss in eine scharfe Chilischote.
- ... Clusterkopfschmerz: Eine Capsaicin-Lösung wird als Spray in beide Nasenöffnungen gegeben. Danach kommt es zu einem Schmerzreiz und einer starken Nasensekretion. Diese Anwendung ist allerdings verschreibungspflichtig und erfolgt in Schmerzkliniken, die nach einem ganzheitlichen Prinzip arbeiten. Die Erfolge dieser ungewöhnlichen Anwendung sind gut. Durchschnittlich rund 65 Prozent der Patienten berichten von einer deutlichen Verbesserung des Krankheitsverlaufs.

**Hinweise**

Alle Anwendungen mit Capsaicin sind in der Regel für Erwachsene vorgesehen. An der Applikationsstelle treten häufig

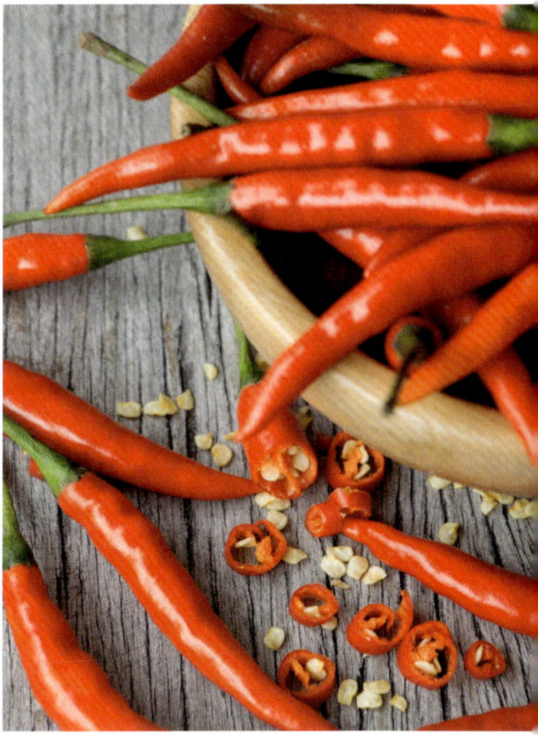

ein vorübergehendes Brennen oder auch lokale Schmerzen auf. Die Creme darf nicht in der Nähe der Augen oder auf Schleimhäute aufgebracht werden. Es wird empfohlen, sich nicht im Anwendungsbereich zu kratzen, um Hautverletzungen zu vermeiden. Eine zusätzliche Wärmezufuhr (beispielsweise durch Sonnen-/Infrarotbestrahlung, Heizkissen oder warmes Wasser) während der Behandlung sollte vermieden werden. Die Wärmewirkung kann durch körperliche Aktivität (Schwitzen) verstärkt werden. Falls die Wärmewirkung als zu stark empfunden wird, können überschüssige Cremereste mit kaltem Wasser oder einer Hautcreme entfernt werden.

Gegenanzeigen bestehen bei Überempfindlichkeit gegenüber den Wirkstoffen, bei offenen Verletzungen oder Entzündungen der Haut.

Während der Schwangerschaft und Stillzeit ist Vorsicht geboten.

Wechselwirkungen sind nicht bekannt.

Beispielpräparat: Capsagamma Dolor Creme 0,05 % (Wörwag)

## Kompresse mit Senfmehl

Senfmehlkompressen lassen sich schnell und jederzeit auch zu Hause herstellen, sofern die wichtigste Zutat, die Senfkörner, und ein leistungsfähiger Mixer vorhanden sind. Die Senfmehlkompresse hat durchblutungsfördernde und schmerzstillende Eigenschaften; als Wadenkompresse hat sie zudem eine ableitende Wirkung. Die scharfen Senföle wirken ähnlich wie das Capsaicin aus der Chilischote.

**Das brauchen Sie**

- Senfpulver (50 g für die Nackenkompresse, 100 g für die Kompressen für beide Waden)
- warmes Wasser (max. 45 °C; zu heißes Wasser zerstört die Wirksubstanzen)
- kleine Schüssel
- Löffel
- Küchenpapier oder Stofftuch
- Geschirrtuch oder Stoffwindel
- Pflegeöl zum Nachfetten der Haut

**So geht's**

Rühren Sie das Senfmehl in einer Schüssel mit gerade so viel warmem Wasser an, dass ein sämiger Brei entsteht.

Streichen Sie den Brei messerrückendick (1 bis 2 cm) auf ein Küchenpapier.

Formen Sie daraus ein Päckchen und legen Sie es als Kompresse in den Nacken oder auf die Waden auf (am besten mit einem Schal fixieren).

Wichtig: Die Senfmehlauflage zunächst maximal 5 bis 7 Minuten auflegen. Bei guter Verträglichkeit können es bis zu 10 Minuten sein. Viele Menschen bemerken schon nach 2 bis 3 Minuten einen starken Wärmereiz oder ein Brennen. Dann noch kurz aushalten, um die gewünschte Wirkung zu erzielen. Danach entfernen und die Hautstelle gleich nachölen.

## WISSENSWERTES ZU SENF

Senf kommt nicht aus der Tube, sondern wächst auf dem Feld. Immer häufiger bauen auch Hobbygärtner die vielseitige Pflanze im eigenen Garten an. Ab Juni beginnt die Pflanze zu blühen, danach bilden sich Schoten. Sie sind erntereif, wenn sie trocken und hellgelb sind. Meist ist das ab September oder Oktober der Fall. Die Samen aus den Schoten herauslösen und etwa vier Wochen trocknen, beispielsweise auf Papier. Senfkörner lassen sich vielseitig verwenden, etwa beim Einlegen von Gemüse oder zum Würzen von Fleischgerichten. Senf als Speisewürze macht schwere Speisen leicht verdaulich. Auch Senfmehlfußbäder (Seite 109) sind in der Volksheilkunde beliebt bei hohem Blutdruck und Kopfschmerzen.

**Kompressen mit Senfmehl helfen bei …**

- … entzündlichen Prozessen im Kopfbereich, zum Beispiel bei Stirn- und Kieferhöhlenentzündung (Sinusitis) verbunden mit Kopfschmerzen (Anwendung als Waden- oder Nackenkompresse),
- … Kopfschmerzen mit rotem und gestautem Kopf, wie er bei Bluthochdruck vorkommt (Anwendung als Wadenkompresse),
- … beginnender Migräne (Anwendung als Nacken- oder Wadenkompresse).

**Hinweise**

Bitte seien Sie vorsichtig bei hautempfindlichen Menschen wie auch bei vorgeschädigter Haut.

Gegenanzeigen: Nicht anwenden bei Sensibilitätsstörungen (zum Beispiel bei Diabetikern), bei Kindern unter 6 Jahren, bei Schwangeren und in der Stillzeit.

Nebenwirkungen: Bei zu langer bzw. falscher Anwendung oder Überdosierung sind schmerzhafte Hautreizungen möglich bis hin zur Blasenbildung. Die flüchtigen Senföle können zudem starke Reizungen der Augen, Nase und Bronchien (Asthmaanfälle) auslösen.

### Meerrettichauflage im Nacken

Meerrettich in den Nacken statt auf den Teller? Die scharfe Wurzel hat ein großes medizinisches Potenzial, das wir oft viel zu wenig nutzen. Lange Zeit galt sie als „Antibiotikum der Bauern" und ist schon seit Jahrhunderten als Heilmittel bekannt. Da sich die wirksamen Inhaltsstoffe bereits nach rund 15 Minuten verflüchtigen, sollte die Wurzel immer frisch gerieben werden. Die Wirkung auf die Nasennebenhöhlen erfolgt reflektorisch. Eine Meerrettich-Nackenauflage bewirkt bei Spannungskopfschmerzen, ausgelöst durch Infekte, eine vermehrte Durchblutung der Nasennebenhöhlenschleimhäute und lässt das Sekret besser abfließen.

**Meerrettichauflagen im Nacken helfen bei …**

- … entzündlichen Prozessen im Kopfbereich, zum Beispiel Stirn- und Kieferhöhlenentzündung (Sinusitis) verbunden mit Kopfschmerzen,
- … Kopfschmerzen mit rotem und gestautem Kopf, wie er bei Bluthochdruck vorkommt,
- … beginnender Migräne,
- … Neuralgien wie einer Trigeminusneuralgie.

**Das brauchen Sie**

- frische Meerrettichwurzel, mind. 5 cm lang
- Papiertaschentuch
- Reibe oder Raffel zum Raspeln des Meerrettichs
- Pflegeöl zur Nachbehandlung der Haut

**So geht's**

Wurzel säubern; die Meerrettichwurzel klein reiben (Vorsicht bei empfindlichen Augen!). 1 bis 2 TL Raspel genügen.

**TIPP**

Schnuppern Sie frisch geriebenen Meerrettich bei Schnupfen oder verstopfter Nase. Fein geriebener Meerrettich mit Honig verrührt ist ein Fitmacher bei Erkältungskrankheiten und Husten, ebenso bewährt zur Unterstützung des Immunsystems.

Die Raspel auf das Taschentuch geben, die Ränder des Papiers einschlagen und zu einem rund 4 x 4 cm großen Päckchen falten.
Setzen Sie sich bequem hin und legen Sie das Päckchen in den Nacken (zwischen dem 6. und 7. Halswirbel), wo Sie es einfach mit der Hand festhalten.
Den Auflagendruck kann jeder selbst am besten regulieren.
Nach 2 bis 3 Minuten beginnen die Senföle auf der Haut zu brennen. Halten Sie das Brennen noch ein wenig aus, damit sich die Wirkung gut entfalten kann.
Pflegen Sie den Hautbereich nach dem Entfernen mit einem Pflegeöl (beispielsweise Mandelöl).
Wichtig zu wissen: Die Anwendungsdauer von 3 bis 8 Minuten nicht überschreiten. Führen Sie die Anwendung höchstens 1-mal pro Tag durch. Nach

dem Entfernen hält die Wärmewirkung oft noch Stunden danach an.

### Hinweise

Die Auflage hat eine starke und intensive Wirkung und muss deshalb sorgfältig durchgeführt werden. Niemals direkt im Gesichtsbereich anlegen. Dies hätte zur Folge, dass die Augen zu brennen beginnen und Haut und Schleimhäute stark angegriffen werden.

Gegenanzeigen: Nicht anwenden bei Kindern unter 8 Jahren und betagten Menschen.

Nebenwirkungen: Bei zu langer Anwendung kann es zur Blasenbildung der Haut kommen.

## Stirnkompresse mit Arnika-Essenz

Arnika ist eine seltene Gebirgspflanze und steht deshalb mittlerweile unter Naturschutz. Die schöne Pflanze mit den dottergelben Blüten gehört zu den wichtigsten Heilmitteln der anthroposophischen Medizin. Anwendungen mit Arnika-Essenzen sind unübertroffen bei stumpfen Verletzungen und Gelenkentzündungen. Das Korbblütengewächs enthält keimhemmende ätherische Öle und stark entzündungshemmende Sesquiterpene. Die gelben Farbstoffe, die Flavonoide, fördern bei einer Schwellung oder einem Bluterguss den Abtransport von Flüssigkeit und Zelltrümmern.

### Stirnkompressen mit Arnika-Essenz helfen bei ...

- ... Kopfschmerzen, hervorgerufen durch nervöse Überreizung und Wetterfühligkeit,
- ... Gehirnerschütterung mit Blutergüssen (als begleitende Maßnahme).

### Das brauchen Sie

- Arnika-Essenz (Weleda®)
- Innentuch
- Außentuch (etwa 15 cm breit), das den Kopf großzügig umschließt
- Sicherheitsnadeln zum Fixieren

### So geht's

Das Innentuch auf etwa 10 cm Breite zusammenlegen; es soll von Ohransatz zu Ohransatz reichen. 1 EL Arnika-Essenz (Weleda®) auf ¼ Liter Wasser geben. Das Innentuch damit tränken, kräftig auswringen und über die Stirn legen. Den Kopf rasch und vollständig mit dem Außentuch umhüllen und gegebenenfalls mit den Sicherheitsnadeln fixieren.

### Hinweise

Die Dauer der Anwendung beträgt 15 bis 30 Minuten und sollte nicht überschritten werden. Anwendungen über längere Zeit können vor allem bei vorgeschädigter Haut eine Hautreizung bis hin zur Blasenbildung verursachen.

Gegenanzeigen: Unverträglichkeit oder Allergie gegen Arnika (leider nehmen diese immer mehr zu). Bei Kindern im

1. Lebensjahr soll die Arnika-Essenz nicht angewendet werden, da keine ausreichenden Erfahrungen vorliegen.

## Heublumensack

Heublumen werden als „Morphium der Naturheilkunde" bezeichnet, denn sie sind ein natürliches Schmerzmittel. Unter Heublumen versteht man eine Mischung aus Blüten, Samen, Blättern und Stängeln unterschiedlicher Pflanzen, die auf Wiesen wachsen und nach dem Ernteschnitt das Heu bilden. Sie sind in der Apotheke, im Reformhaus oder bei speziellen Anbietern auch online erhältlich. So enthält eine Handvoll Heublumen rund 50 verschiedene Blumensorten. In einen Baumwollsack gegeben und durch Wasserdampf erhitzt, finden sie vielfältige Anwendungen, wie etwa bei Muskelverspannungen, Hexenschuss, Verstauchungen und Verdauungsbeschwerden.

**Ein Heublumensack hilft bei …**

- … Spannungskopfschmerzen, ausgelöst durch das Halswirbelsäulen-(HWS)-Syndrom,
- … stressbedingten Spannungskopfschmerzen,
- … Kopfschmerzen nach stumpfen Verletzungen (Prellungen) mit Schwellungen und Blutergüssen.

**Das brauchen Sie**

- Heublumensack/Heublumenkissen (zum Beispiel aus der Apotheke, dem Reformhaus oder von Onlineanbietern)
- Topf mit Siebeinsatz zum Dämpfen, alternativ ein Dampfgarer
- Tuch zum Abdecken des Kissens

### WIRKWEISE VON HEUBLUMEN

Heublumen enthalten unterschiedliche Wirkstoffe, unter anderem Cumarine. Diese lassen während des Trocknens den typischen Geruch von Heu entstehen. Sie sind fettlöslich und werden schnell und gut über die Haut aufgenommen. Heublumenauflagen gehören zu den wichtigsten Anwendungen bei Schmerzen wie etwa durch Arthrose, denn es kommt zu einer verbesserten Durchblutung und einem erhöhten Gewebestoffwechsel. Außerdem wird der Lymphabfluss verbessert; somit gehen Blutergüsse und Prellungen schneller zurück. Der Effekt der Wärmewirkung ist etwa zwei- bis dreimal so tief wie bei einer Wärmflasche.

**TIPP**

Wenn Sie keine Heublumen zur Hand haben, können Sie auch ein angewärmtes Dinkel- oder Kirschkernkissen in den Nacken legen oder es mit einer Rotlichtlampe oder mit warmer Fönluft probieren. Allerdings ist die Wirkung nicht so tiefgreifend wie bei den Heublumen.

**So geht's**

Einen Topf mit wenig Wasser erhitzen, den Siebeinsatz darauflegen und das Heublumenkissen rund 15 Minuten erhitzen. Es darf nicht im Wasser liegen, sondern muss vom Dampf durchströmt werden.

Alternativ das Kissen im Dampfgarer bei 100 °C etwa 5 Minuten erwärmen.

Zunächst die Temperatur des Kissens am Unterarm überprüfen und erst dann im Schulter-Nacken-Bereich auflegen. Das Kissen mit einem Tuch abdecken. Idealerweise bleibt es so lange liegen, wie es als angenehm empfunden wird. Nach der Trocknung kann das Kissen zwei- bis dreimal wiederverwendet werden.

**Hinweise**

Gegenanzeigen: Nicht anwenden bei Nervenreizungen (Neuralgien) und offenen Verletzungen. Bei kleinen Kindern und betagten Menschen ist Vorsicht geboten.

Nebenwirkungen: In sehr seltenen Fällen sind allergische Hautreaktionen wie auch Heuschnupfen möglich.

### Kühlpad selbst hergestellt

Manche mögen's kühl ... Kälteauflagen sind eine schnelle Hilfe, die bei beginnender Migräne besonders effektiv helfen. Packen Sie vier Teile gecrushtes Eis und einen Teil Salz in einen Stoffbeutel und drücken Sie ihn sanft auf die schmerzenden Stellen an Schläfen, Stirn oder Hinterkopf. Durch das Salz bleibt das Eis länger in Form.

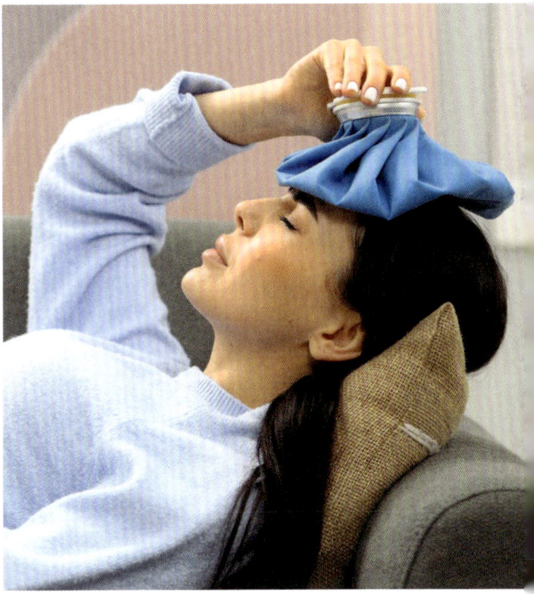

# MIT WASSER GEGEN KOPF-SCHMERZEN UND MIGRÄNE

Zu den Grundpfeilern der klassischen Naturheilkunde gehören auch Wasseranwendungen. Sebastian Kneipp hat sich dabei besondere Verdienste erworben. Je nach Ursache helfen warme Fußbäder, kalt-warme Teilbäder, ein kühler Nackenguss oder Wasseranwendungen mit Zusätzen.

**Grundregeln bei Wasseranwendungen**

Obgleich die Durchführung von Wasseranwendungen recht einfach ist, sollten Sie einige Grundsätze beachten. Ihr Wohlbefinden ist einer der wichtigsten Parameter einer richtig durchgeführten Wasseranwendung. Herzklopfen oder Schwindel nach einem Bad, ein anhaltendes Kältegefühl nach einer kalten Anwendung sind Zeichen für eine falsche oder nicht richtig dosierte Anwendung. Grundsätzlich gilt: Wasseranwendungen können vorbeugend oder gezielt bei Beschwerden angewendet werden. Kältereize sollten nur am warmen Körper und auf warmer Haut erfolgen. Es sollen weder mehrere Anwendungen direkt aufeinanderfolgen noch diese unmittelbar vor oder nach dem Essen durchgeführt werden, da sie die Reaktionsfähigkeit des Körpers sonst überfordern. Der Zeitabstand zwischen den Anwendungen sollte mindestens 30 bis 60 Minuten betragen. Einer der häufigsten Fehler bei Wasseranwendungen ist jedoch der zu starke Reiz. Kneipp selbst betonte immer wieder, dass der mildeste Reiz, der eben noch wirkt, der beste sei.

**Wirkweise bei Kopfschmerzen und Migräne**

Praktisch jede korrekt und richtig dosierte Wasseranwendung wirkt sich ganz allgemein positiv auf das vegetative Nervensystem, den Muskeltonus und die Durchblutung der Gefäße aus. Bei regelmäßiger Anwendung können sie deshalb mittel- und langfristig zur Verringerung der Kopfschmerzhäufigkeit und -intensität beitragen.
Kopfschmerz- und Migränepatienten sind häufiger besonders kälteempfindlich und berichten unter anderem von kalten Händen und Füßen, was auch als Zeichen für eine mangelnde Anpassungsfähigkeit der Gefäße gilt. Die Wasseranwendungen trainieren insbesonde-

re die kleinen Blutgefäße und die Haargefäße (Kapillaren).

**Wärme- oder Kälteanwendungen?**

Viele von Spannungskopfschmerzen Betroffene schwören auf warme Teil- oder Vollbäder. Die Wärme fördert die Durchblutung in den verspannten Muskeln und lässt Stoffwechselprozesse schneller ablaufen, sodass sich Verspannungen lösen. Wechselwarme Anwendungen eignen sich meist ebenso gut bei Verspannungen, aber auch bei einer mangelnden Durchblutung (Blutunterdruck, Seite 42). Wenn die Gefäße schnell von warm auf kalt umschalten können, lässt die Wetterfühligkeit (Seite 40) nach. Ideal, um diese zu trainieren, sind Wechselduschen.

Andere Betroffene behandeln ihre Kopfschmerzen hingegen lieber mit Kälte, da Wärme ihre Beschwerden oft sogar verschlimmert. So zum Beispiel bei vielen Formen der Migräne oder bei Kopfschmerzen nach intensiver Arbeit am Bildschirm (Seite 54). Hier lindern oft schon ein kalter Waschlappen oder ein Gel-Kühlkissen auf der Stirn. Bei Bluthochdruck (Seite 44) wirkt ableitend das kalte Armbad, das kalte Fußbad, das Wassertreten, der Knieguss oder Taulaufen auf einer kühlen und feuchten Wiese.

## Flachgüsse an den Beinen

Bei Kopfschmerzen und Migräne kommen sogenannte Flachgüsse infrage, die nur mit geringem Wasserdruck verabreicht werden, sodass die Haut vom Wasser weich ummantelt wird.

Flachgüsse können kalt (bis 18 °C), temperiert (19 bis 22 °C), im Wechsel warm (36 bis 38 °C), dann kalt und nochmals warm und abschließend kalt angewendet werden.

**So geht's**

Die Güsse werden mit einem Gummischlauch (Länge ca. 1,5 m, Durchmesser ¾ Zoll/20 mm) oder, falls nicht vorhanden, mit einer weich gestellten Handbrause durchgeführt. Die Stärke des Wasserstrahls so einstellen, dass bei schräg nach oben gehaltener Schlauchöffnung das Wasser etwa eine Hand-

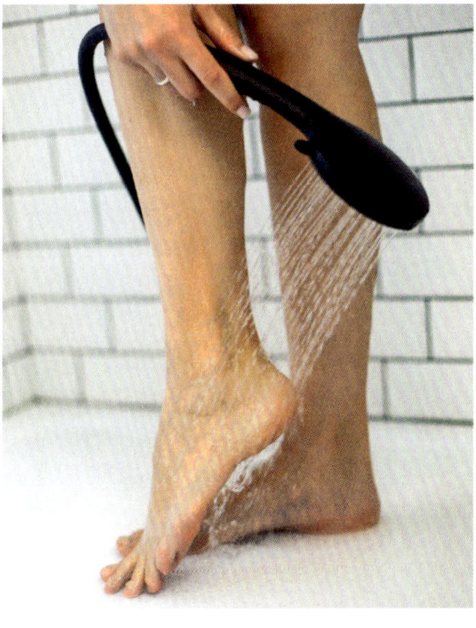

breit heraussprudelt. Achten Sie darauf, dass der Raum gut warm ist. Bei kalten Güssen vorher einatmen und mit Beginn des Gusses langsam ruhig ausatmen. Auf ruhige Atmung sowie entspannte Körperhaltung während des Gusses achten. Für alle Wasseranwendungen gilt: Beginnen Sie immer herzfern, rechts, unten oder außen mit der Anwendung. Der zeitliche Abstand zu körperlichen Anstrengungen sollte mindestens 30 Minuten betragen. Die Güsse sollten nicht länger als zwei Minuten dauern.

**Flachgüsse helfen bei ...**

- ... gefäßbedingtem Kopfschmerz wie Migräne,
- ... Kopfschmerzen, hervorgerufen durch Bluthochdruck,
- ... durch Stress bedingten Spannungskopfschmerzen,
- ... Kopfschmerzen verbunden mit Schlaflosigkeit.

Gegenanzeigen: Nicht durchführen bei niedrigem Blutdruck, Menstruation, ischiasbedingten Schmerzen sowie Nieren- und Blasenleiden.

## Fußbäder

Viele Menschen schwören auf die angenehme Wirkung von Fußbädern. Sie sind effektiv, einfach und schnell durchzuführen. Fußbäder sind auf die Füße und die Unterschenkel beschränkt. Bei Kopfschmerzen kommen insbesondere Wechselfußbäder und warme Fußbäder

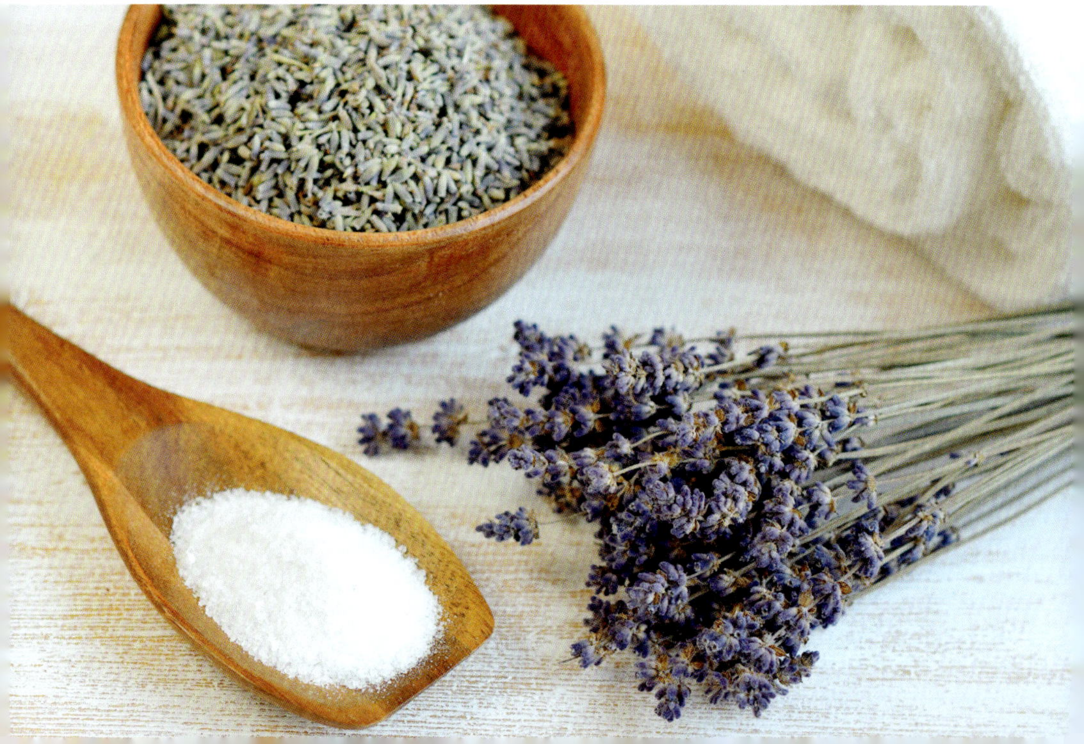

## KALTER GESICHTSGUSS

Eine Variante des Flachgusses ist der kalte Gesichtsguss. Er wirkt reflektorisch auf die gesamte Kopfregion und kann bei Kopfschmerzen – insbesondere solchen, die mit Erschöpfung oder Sehstörungen beispielsweise nach intensiver Arbeit am Bildschirm (jedoch nicht bei grauem oder grünem Star) verbunden sind – helfen. Bei nach vorne gebeugtem Kopf läuft der Wasserstrahl beginnend von der rechten Schläfe über die Stirn zur linken Schläfe. Anschließend erst die linke Gesichtshälfte und anschließend die rechte Gesichtshälfte in Auf- und Abwärtsbewegungen und zum Schluss das Gesicht kreisförmig begießen. Danach das Wasser vom Gesicht nur leicht abtupfen. Dauer der Anwendung: rund 2 Minuten. Die Anwendung ist nicht geeignet bei Nervenentzündungen im Gesicht wie bei einer Trigeminusneuralgie.

infrage. Sie brauchen nicht zwingend eine Fußwanne. Ein breiter Eimer oder eine große Schüssel tun es auch. Für Wechselbäder brauchen Sie aber zwei Gefäße. Idealerweise sollte das Gefäß so hoch sein, dass das Wasser bis zur Wade reichen kann. Die Anwendung nimmt lediglich rund 10 Minuten in Anspruch.

**So geht das wechselwarme Fußbad**
Zwei Gefäße vorbereiten. Füllen Sie in ein Gefäß warmes Wasser, das zwischen 36 und 38 °C haben sollte. Das zweite Gefäß mit kaltem Wasser füllen, wie es in der Regel aus der Leitung kommt (nicht mehr als 18 °C). Zunächst die Füße rund 5 Minuten entspannt im warmen Wasser baden. Anschließend folgt rund 15 Sekunden ein Kaltbad. Wiederholen Sie die Anwendung zwei bis dreimal, wobei das Wechselbad immer mit kaltem Wasser beendet wird. Der letzte Kältereiz führt zu einer verstärkten Durchblutung, die mit vielen gesundheitlichen Vorteilen verbunden ist. Anschließend die Füße gut abtrocknen und entweder nachruhen oder etwas gehen.

**Wechselwarme Fußbäder helfen bei …**

- … gefäßbedingten Kopfschmerzen wie Migräne,

**TIPPS**

Fußbäder eignen sich auch für die Anwendung bei Kindern. Ein paar bunte Glasmurmeln im Wasser animieren zur Fußmassage.

Wechselfußbäder sind in der Homeoffice-Pause eine echte Wohltat für Körper und Geist.

- ... Spannungskopfschmerzen durch Stress und Überforderung,
- ... Kopfschmerzen verbunden mit Bluthochdruck (leichteren Grades).

Gegenanzeigen: Krampfadern, Venenentzündungen, Herzbeschwerden, schwere arterielle Durchblutungsstörungen.

**So geht das ansteigende Fußbad**

Sobald der erste Druck im Kopf entsteht und es im Hals kratzt, ist das ansteigende Fußbad eine Option. Es kann zu jeder Tageszeit durchgeführt werden, idealerweise aber vor dem Schlafengehen, da das Fußbad müde macht. Füllen Sie heißes Wasser in eine Thermoskanne. Dann Wasser in die Fußwanne füllen. Die Temperatur sollte bei ca. 33 °C liegen. Nun dürfen beide Füße ins warme Wasser. Innerhalb von 15 Minuten schrittweise durch Hinzugießen des heißen Wassers aus der Thermoskanne die Temperatur auf maximal 40 °C ansteigen lassen. Das Wasser neben die Füße gießen, sonst besteht Verbrennungsgefahr. Anschließend die Füße gut abtrocknen und auf die Couch legen oder gleich ins Bett gehen.

**Ansteigende Fußbäder helfen bei ...**

- ... beginnenden Erkältungskrankheiten mit Kopfschmerzen, Schnupfen, Husten und Co.,
- ... chronischen Nasenneben- und Stirnhöhlenentzündungen begleitet von Kopfschmerzen,
- ... Kopfschmerzen, die das Einschlafen erschweren,
- ... Migräne,
- ... Kopfschmerzen verursacht durch Bluthochdruck (leichteren Grades).

Gegenanzeigen: Krampfadern, Venenentzündungen, Herzbeschwerden, schwere arterielle Durchblutungsstörungen.

**Wechselarmbäder – die milde Alternative zum Fußbad**

Ähnlich wie mit Fußbädern kann man mit Armbädern verfahren, die auch im täglichen Wechsel mit einem Fußbad durchgeführt werden können. Die Durchführung ist mit einer haushaltsüblichen Ausstattung nicht so leicht durchzuführen, da handelsübliche Waschbecken nicht die nötige Tiefe besitzen. Es

## FUSSBÄDER MIT KRÄUTERZUSÄTZEN

**Senfmehlfußbad – bei Kopfschmerzen und Migräne**
Das im Wasser gelöste Senfmehl setzt scharfe Senfglykoside frei. Diese wirken über die Haut bis in die Tiefe, wodurch der Stoffwechsel im Fußbereich kräftig angeregt und so der gestaute Kopf entlastet wird. Ein leicht stechender Schmerz und eine Rötung der Haut sind positive Zeichen. Lösen Sie 2 EL Senfmehl in einer Fußwanne mit warmem Wasser (ca. 38 °C) auf und baden Sie zwischen 3 und 10 Minuten Ihre Füße darin. Sollte es zu Hautreizungen kommen, brechen Sie das Fußbad ab. Danach die Haut gründlich abwaschen (auch die Zehenzwischenräume) und in Wollsocken schlüpfen.

**Rosmarinfußbad – bei Eiszapfenfüßen**
Rosmarin ist ein aktivierendes und durchblutungsförderndes Kraut. Dieses Fußbad eignet sich daher für alle, die tendenziell kalte Füße haben und zu Kopfschmerzen neigen, die durch einen zu niedrigen Blutdruck ausgelöst wurden. Rosmarin macht wach, deshalb nicht abends anwenden.
Überbrühen Sie 2 Handvoll Rosmarinblätter mit 1 Liter siedendem Wasser, den Topf während der Ziehzeit abdecken und die Blätter nach 10 Minuten abseihen. Den Kräutersud in warmes Wasser geben, die Füße rund 10 bis 15 Minuten darin baden.

**Lavendel – innere Unruhe beheben**
Die weiten blassviolettblauen Lavendelfelder in den Berggebieten der Provence besitzen eine magische Anziehungskraft. Die Essenz dieser Blüten ist das Lavendelöl. Es hat eine beruhigende und entspannende Wirkung auf die Psyche, hilft Verspannungen zu lösen und stressbedingten Kopfschmerz abzubauen.
Ätherische Öle werden über die Haut gut aufgenommen. Auch der Duft wirkt positiv auf uns. Geben Sie je 2 Tropfen ätherisches Lavendeöl (z. B. Lavendelöl fein, Primavera®) auf 1 TL Salz und in 1 Liter Wasser. Die Salz-Öl-Mischung in die Fußwanne geben und mit der Wasser-Öl-Mischung auffüllen, somit vermischt sich das ätherische Öl besser im Wasser. Badedauer 10 bis 15 Minuten.

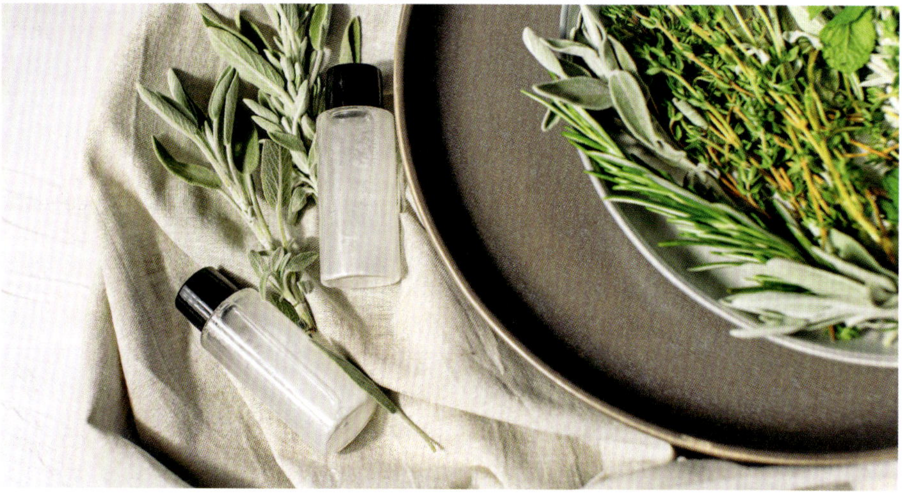

empfiehlt sich deshalb, zwei Armwannen anzuschaffen.

Die Arme werden zunächst für 3 bis 5 Minuten in 36 bis 38 °C warmes Wasser getaucht, dann für einige Sekunden in maximal 18 °C kaltes Wasser wechseln. Den kompletten Durchgang noch einmal wiederholen. Anschließend Arme nur abstreifen und zur Wiedererwärmung Kleidung anziehen oder sich bewegen. Diese Anwendung eignet sich nicht bei organischen Herzerkrankungen.

### Wechselduschen

Sie sind ein probates Mittel für alle, denen ein Wetterumschwung Kopfschmerzen bereitet, wie auch bei zu hohem und zu niedrigem Blutdruck. Bei niedrigem Blutdruck dürfen Sie aber nicht zu heiß und zu lange duschen. Durch die Erfrischung kommt der Kreislauf auch bei Katerkopfschmerzen in Schwung. Kaltes Wasser kühlt zudem angenehm und verengt die schmerzhaft geweiteten Blutgefäße, was super gegen Kopfschmerzen hilft.

Duschgels mit belebenden Düften wie Grapefruit, Rosmarin oder Minze können obendrein den Geist anregen.

Wechselduschen trainieren die Blutgefäße, verbessern so die Wärmeregulierung des Körpers, regen den Stoffwechsel an, fördern die Durchblutung und stärken das Herz.

Los geht es mit einer kurzen, angenehm warmen Dusche. Dann wird der Brausekopf auf einen komprimierten Strahl umgestellt und kühl bis kalt geduscht. Die kühle Phase startet immer an den Füßen an der Außenseite des rechten

Fußes entlang hoch bis zur Hüfte, dann folgt die Innenseite des rechten Beins, der Vorgang wird an der linken Körperseite wiederholt. Dann geht's an die Arme. Auch hier von rechts unten nach oben bis zur Schulter, dann folgt die linke Seite. Idealerweise wird der Vorgang zweimal durchgeführt, also von warm nach kalt, dann warm und abgeschlossen wird auf jeden Fall mit einer kalten Anwendung. Wichtig ist, sich nach dem Duschen gut abzutrocknen und in warme Kleidung zu schlüpfen.

Für alle Wasseranwendungen gilt jedoch: Mit dem Wasser verhält es sich wie mit den meisten Dingen im Leben: Die Vorlieben und Geschmäcker sind verschieden. Das Wichtigste ist, dass es zu einem echten Plus für die Gesundheit kommt.

## VOLLBÄDER – NICHT IMMER DIE BESTE WAHL

Wer Kopfschmerzen hat, sollte nicht unbedingt in eine warme Badewanne steigen, weil dann die Durchblutung der Kopfgefäße noch gesteigert wird, was die Schmerzen verschlimmern kann. Ausnahmen sind Kopfschmerzen, die durch verspannte Muskeln oder Stress ausgelöst wurden. Der entspannende Effekt lässt sich noch verstärken, indem man eine Handvoll Kräuter wie Lavendel oder Melisse hinzufügt. Es empfiehlt sich eine Wassertemperatur von 36 bis 38 °C bei einer Badedauer von 15 bis 20 Minuten.

Bei Kopf- und Gliederschmerzen, ausgelöst durch Erkältung, bringt ein warmes Bad mit ätherischem Thymianöl häufig Linderung. Während bei echter Grippe ein Bad für den Körper zu anstrengend ist, kann es bei einer banalen Erkältung (grippaler Infekt) hilfreich sein, da es das Abwehrsystem des Körpers aktiviert. Es eignet sich bei beginnender Erkältung, jedoch nicht bei Fieber. 6 bis 10 Tropfen Thymianöl mit 2 EL Sahne vermischen und ins Badewasser geben. Das Badewasser sollte eine Temperatur von 38 °C nicht überschreiten, damit bei bereits angeschlagener Gesundheit der Kreislauf nicht zu stark belastet wird. Die Badedauer beträgt etwa 10 Minuten.

# VITALSTOFFE

Durch eine Therapieergänzung mit Vital- oder Mikronährstoffen lassen sich die Anfallshäufigkeit und -intensität von Kopfschmerzen weiter verringern. Mehrere Nährstoffe stehen hier im Vordergrund, wie etwa die Alpha-Liponsäure, das Coenzym Q10, Magnesium und Vitamin B2.

**Bausteine für ein gesundes Leben**

Eine Nahrungsergänzung mit Vital- (lat. vita = Leben) oder Mikronährstoffen kann individuelle Defizite ausgleichen und gleichzeitig die Therapie mit Heilpflanzen noch effektiver machen. Zudem können Vitalstoffe die Nebenwirkungen einiger Schmerzmittel abbremsen bzw. deren Wirkung unterstützen.

Vitalstoffe werden in der Regel als Nahrungsergänzungsmittel angeboten. Sie sollen ernährungsbedingte Mängel ausgleichen. Die Einnahme von Nahrungsergänzungsmitteln sollten Sie immer mit Ihrem behandelnden Arzt oder Heilpraktiker besprechen und gegebenenfalls die Notwendigkeit einer Supplementierung durch eine Laboranalyse ermitteln lassen.

Das volle Potenzial der Vitalstoffe bei Kopfschmerzen ist längst noch nicht erforscht. So gibt es Hinweise, dass Omega-3-Fettsäuren bei der Behandlung von Migräne von Nutzen sind. Sie haben eine entzündungshemmende Wirkung, aus ihnen werden im Körper Botenstoffe hergestellt, die Schmerzen unterdrücken. Vermutlich spielt auch Vitamin D eine Rolle bei der Entstehung von Kopfschmerzen und Migräne, da Vitamin D einen Einfluss auf entzündliche Prozesse hat.

## Alpha-Liponsäure

Die Alpha-Liponsäure (auch Lipon- oder Thioctsäure) ist eine schwefelhaltige Fettsäure und natürlicher Bestandteil im menschlichen Körper. Bei ihrer Entdeckung vor rund 60 Jahren wurde sie noch als Vitamin klassifiziert und ihr tatsächliches Potenzial noch nicht erkannt. Heute weiß man, dass die Alpha-Liponsäure kein Vitamin im eigentlichen Sinn ist. Sie hat eine spezielle Struktur und ist sowohl wasser- als auch fettlöslich.

Diese Säure kommt in vielen Lebensmitteln vor, oft allerdings nur in Spuren. Dazu gehören Gemüse wie Spinat, Brokkoli und Tomaten sowie Fleisch und Innereien. Alpha-Liponsäure übernimmt wichtige Funktionen im Körper und hat starke antioxidative Eigenschaften, sie regeneriert sogar Antioxidantien und verbessert die Funktion der Mitochondrien. Die Rolle von Alpha-Liponsäure bei der Prävention und Linderung von Kopfschmerzen und Migräne ist ein faszinierendes Forschungsfeld. Derzeit liegen lediglich Berichte aus kleineren Studien vor, die Ergebnisse sind hoffnungsvoll.

**Ergebnisse aus Studien und Erfahrungsberichten**

- Einfluss auf Spannungskopfschmerzen: Alpha-Liponsäure regeneriert den Nervenstoffwechsel, wodurch Kopfschmerzen reduziert werden. Studien deuten darauf hin, dass Alpha-Liponsäure entspannende Eigenschaften hat, die zur Linderung von Spannungskopfschmerzen beitragen können.
- Migräne: Alpha-Liponsäure hatte im Placebo-Vergleich eine positive Auswirkung bei episodischer Migräne und konnte die Kopfschmerzstärke und -frequenz deutlich reduzieren, die Dauer der Schmerzen verbesserte sich nicht. Die Probanden erhielten 2-mal 300 mg Alpha-Liponsäure pro Tag für 12 Wochen.
- Migräne und Insulinresistenz: Es ist bekannt, dass Alpha-Liponsäure sowohl den Nüchternblutzucker als auch die Insulinresistenz senkt. Eine kleinere Studie konnte zeigen, dass unter der Verabreichung von Alpha-Liponsäure an Migränepatienten mit Insulinresistenz die Anzahl der Anfälle deutlich zurückging.
- Präventive Eigenschaften: Alpha-Liponsäure könnte durch seine entzündungshemmenden Eigenschaften helfen, Kopfschmerzen, die durch bestimmte Lebensmittelzusatzstoffe ausgelöst werden, zu minimieren.
- Arzneimittelbedingter Kopfschmerz/Medikamentenübergebrauch: Die antioxidative Wirkung von Alpha-Liponsäure kann Entzugserscheinungen mildern und die Entgiftung des Körpers von Schmerzmitteln unterstützen.

Dosierung: 100 bis 300 mg zur Prävention, bis zu 600 mg bei akuten Kopfschmerzattacken.

Einnahme: Morgens 30 Minuten vor dem Frühstück ohne Milchprodukte, längstens 2 Wochen.

Nebenwirkungen sind besonders bei Überdosierung möglich. Es kann zu Schwindel, Übelkeit und Erbrechen kommen. Leberschädigungen bei Dosierungen über 2.400 mg/Tag.

Hinweise: Nicht gleichzeitig mit eisen- und magnesiumhaltigen Mitteln einnehmen.

Handelspräparate: R-Alpha Liponsäure Vegan Hochdosiert Bio Enhanced® (Sunday Natural); Alpha Lipon Aristo® 600 mg Filmtabletten (Aristo Pharma)

## Coenzym Q10

Die vitaminähnliche Substanz (Vitaminoid) kommt in allen menschlichen Zellen vor. Weitere Bezeichnungen sind Q10, Ubichinon-10 (inaktive Form) und Ubiquinol (aktive Form). Als sogenanntes „Co"-Enzym unterstützt es andere Enzyme bei der Energiegewinnung, die hauptsächlich in den sogenannten Kraftwerken, den Mitochondrien, stattfindet.

Für unser Immunsystem und die Versorgung unserer Zellen mit Energie ist Coenzym Q10 unentbehrlich. Insbesondere bei einer schwachen Herzleistung kann die Einnahme von Coenzym Q10 sinnvoll sein, aber auch bei Einnahme von Medikamenten (insbesondere cholesterinsenkenden Medikamenten), um den Alterungsprozess der Haut hinauszuzögern und ganz allgemein, um das Immunsystem zu stärken und die Fettverbrennung zu fördern.

Coenzym Q10 wird einerseits über die Nahrung aufgenommen, andererseits auch vom Körper selbst produziert. Durch den Verzehr von Nüssen, Sesam, Hülsenfrüchten, Olivenöl, fettem Fisch, Fleisch und Innereien (höchste Konzentration in Herz, Leber, Lunge) können kleinere Mengen über die Ernährung gedeckt werden.

Mit zunehmendem Alter nimmt die körpereigene Produktion jedoch ab, weshalb eine Substitution im höheren Lebensalter sinnvoll sein kann.

**Ergebnisse aus Studien und Erfahrungsberichten**

- Stressbedingte Spannungskopfschmerzen: Ein unausgewogenes Nervenkostüm ist oft eng mit einer Störung der Energieversorgung und der Funktion der Mitochondrien verbunden. Eine ausgewogene Coenzym-Q10-Versorgung kann die Zellaktivität verbessern und so zu einem nervlichen und körperlichen Gleichgewicht beitragen.
- Migräneprävention und -behandlung: Die Supplementierung mit Coenzym Q10 scheint zur Vorbeugung und Behandlung von Migräne beizutragen, da es die mitochondriale Funktion erhöht und Entzündungen reduziert. Eine größere Studie mit 1550 Teilnehmern ergab, dass Menschen mit niedrigen Coenzym-Q10-Werten nach der Behandlung mit Coenzym Q10 seltener und weniger starke Kopfschmerzen hatten. Die Beobachtung konnte auch durch Laborparameter bestätigt werden: Durch die Gabe von Q10 kam es zur Abnahme von Entzündungs- und Migränemarkern.
- Bluthochdruck: Coenzym-Q10-Mangelsymptome zeigen sich unter anderem durch Müdigkeit, Muskelschmerzen und eine Funktionsstörung des Endothels (Zellen, die das Innere von Blutgefäßen auskleiden), was Arteriosklerose und Bluthochdruck zur Folge haben kann. Wenn Sie Blutge-

rinnungshemmer oder Cholesterinsenker (Statine) einnehmen, dürfen Sie Q10 nur nach Rücksprache mit dem Arzt anwenden.

Dosierung: In handelsüblichen Kapseln sind meist 100 mg enthalten.

Einnahme: 1 Kapsel vor dem Essen.

Wechselwirkung: Wechselwirkungen mit Medikamenten und Substanzen, insbesondere Cholesterinhemmern (Statinen), aber auch Blutgerinnungshemmern, Betablockern, Antidiabetika wie auch Alkohol, sind möglich.

Nebenwirkungen: Überdosierungen können zu leichten Schlafstörungen oder Magen-Darm-Beschwerden, Reizbarkeit und Kopfschmerzen führen.

Handelspräparate: Coenzym Q10 (Sunday Natural), QINEVA® Q10 Vegan

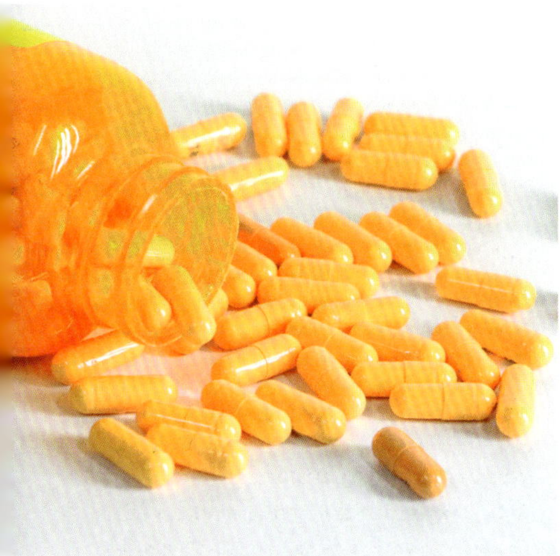

## Magnesium

Das Powermineral ist lebensnotwendig und Co-Faktor von über 600 biochemischen Reaktionen. Insbesondere ist es Regulator von Blutdruck, Knochenumsatz, Muskelkontraktion, Herzrhythmus und Gefäßtonus. Fehlt das Mineral, kann es zu einer Übererregbarkeit der Nerven- und Muskelzellen kommen. Forschende vermuten, dass ein Magnesiummangel dazu führt, dass sich Gefäße im Gehirn verengen und die Nervenzellen empfindlicher auf Botenstoffe reagieren. Kopfschmerzpatienten haben deshalb einen besonders hohen Magnesiumbedarf – entsprechend leicht kann ein Mangel entstehen. Dieser Mangel begünstigt wiederum die Kopfschmerzen.

Deshalb sollten Sie magnesiumhaltige Lebensmittel wie Nüsse, Vollkornprodukte, Bananen und Mineralwässer mit viel Magnesium konsumieren. Kann der Mangel so nicht ausgeglichen werden, helfen Magnesiumpräparate. Um Kopfschmerzen und Migräne vorzubeugen, empfehlen viele Experten die orale Magnesiumzufuhr als Baustein einer Therapie. Für eine äußere Anwendung empfiehlt sich Magnesiumöl Zechstein. Das naturreine Magnesiumchlorid aus dem Zechstein-Urmeer ist ideal zum gezielten Auftragen von Magnesium direkt auf die Haut und eignet sich besonders gut zur Massage von verspannten und beanspruchten Muskeln.

**Ergebnisse aus Studien und Erfahrungsberichten**

- Spannungskopfschmerzen aufgrund eines HWS-Syndroms: Um Muskelverspannungen im Schulter- und Nackenbereich zu reduzieren, die für die Entstehung von Spannungskopfschmerzen verantwortlich sind, ist Magnesium von Bedeutung, denn durch die verkrampften Muskeln im Nackenbereich werden die schmerzleitenden Nerven übermäßig sensibilisiert.
- Stressbedingter Kopfschmerz: Stress und Magnesium stehen in engem Zusammenhang. In körperlichen wie auch psychischen Belastungssituationen wird im Organismus mehr Magnesium verbraucht und gleichzeitig wird über Urin oder Schweiß vermehrt Magnesium ausgeschieden. Gerade in stressigen Zeiten ist eine ausreichende Magnesiumversorgung aber wichtig, denn der Mineralstoff reduziert nicht nur die Freisetzung der Stresshormone Adrenalin und Cortisol in den Nebennieren, sondern hat auch einen stabilisierenden Effekt auf die Reizweiterleitung der Nerven.
- Migräne: Magnesium beeinflusst die Erregbarkeit und Nervenleitung im peripheren und auch im zentralen Nervensystem und spielt daher eine wichtige Rolle im Migräneverlauf. Die zusätzliche Aufnahme von Magnesium hat sich nachweislich als sinnvoll zur Prophylaxe bei Migräne erwiesen. Häufig ist bei Migränepatienten der Magnesiumgehalt im Blut vermindert. Dazu passen Studien, die zeigen, dass die zusätzliche Aufnahme von Magnesium die Anzahl der Migräneanfälle und auch die Intensität der Schmerzen vermindern kann.
- Hormonell bedingte Migräne: Gute Erfahrungen gibt es auch mit Magnesium in einer Dosierung von 600 mg tägl. über eine Woche vor Einsetzen und während der Menstruation. Die Kombination von B2 und Coenzym Q10 ist besonders wirkungsvoll (Beispielpräparat: Migravent®-Kapseln).
- Bluthochdruck: Schon 300 bis 400 mg Magnesium täglich als Baustein eines umfangreichen Therapiekonzepts sind meist ausreichend für die Blutdrucksenkung.
- Prävention bei Clusterkopfschmerz: Die Forschungen sind noch nicht abgeschlossen. Die zusammenfassenden Studienergebnisse zeigen: Eine präventive Magnesiumzufuhr kann möglicherweise Schmerzattacken verhindern oder die Intensität der Schmerzen lindern.

Dosierung: Oral: Pro Tag kann eine Zufuhr von 300 bis 500 mg Magnesium sinnvoll sein, bei Kindern bei stressbedingtem Kopfschmerz bis zu 300 mg täglich.
Lokale Anwendung auf die Haut: Bei akuten Schmerzen 15 bis 20 Sprühstöße

Magnesiumöl Zechstein tägl. auf die Haut aufbringen und mit kreisenden Bewegungen einreiben.

Hinweise: Auch wenn Magnesium über einen längeren Zeitraum eingenommen wird, kommt es zu keinen ernsthaften Nebenwirkungen. Bei intakter Nierenfunktion wird überschüssiges Magnesium mit dem Urin, aber auch über den Stuhl wieder ausgeschieden.

Nebenwirkungen: Überdosierungen können zu breiigen Stühlen oder Durchfall führen.

Handelspräparate: Magnesium Loges® Vario 100 mg (Dr. Loges); Magnesiumöl Zechstein (Sunday Natural)

## Vitamin-B-Komplex

Acht B-Vitamine bilden eine Gruppe von wasserlöslichen Vitaminen – den Vitamin-B-Komplex. Dabei handelt es sich um lebensnotwendige Stoffe, die der Körper selbst nicht herstellen kann. Und obendrein können wir die meisten davon auch nicht speichern. Fleisch, Fisch, Eier, Milch und Vollkornprodukte sind natürliche Quellen für die Vitamine des B-Komplexes. Menschen, die sich rein pflanzlich ernähren, riskieren eine Unterversorgung mit Vitamin B12, da nur tierische Produkte eine zuverlässige Vitamin-B12-Quelle darstellen.

Vor allem in belastenden Zeiten brauchen wir gute Nerven. Die B-Vitamine haben dabei eine besondere Bedeutung, denn sie sind unerlässlich für die Funktion, Regeneration und das Wachstum der Nerven. Wir benötigen sie für deren Energieversorgung sowie für die unseres Gehirns und der Muskeln. Teilweise wirken die B-Vitamine zusammen im Verbund und sind aufeinander angewiesen, weshalb die Einnahme eines Vitamin-B-Komplexes sinnvoll sein kann. Hinzu kommen wichtige Aufgaben im Eiweiß-, Kohlenhydrat- und Fettstoffwechsel, sie sind essenziell für die Blutbildung und die Energiegewinnung und wirken an der Produktion von Hormonen und anderen wichtigen Botenstoffen im Körper mit.

Es folgen die wichtigsten B-Vitamine, die mit Kopfschmerzen und Migräne in Verbindung gebracht werden.

### Ergebnisse aus Studien und Erfahrungsberichten

- B-Vitamine können schmerzlindernd wirken: Dafür gibt es mehrere Erklärungsansätze: Sie erhöhen die Verfügbarkeit von Noradrenalin und Serotonin. Diese körpereigenen Botenstoffe entfalten eine schmerzlindernde Wirkung. Außerdem helfen B-Vitamine dabei, dass sich geschädigte Nervenfasern schneller regenerieren. Deshalb kann ein hoch dosierter Vitamin-B-Komplex (Beispielpräparat: Vitamin-B-Komplex Bioaktiv Extra Forte, Sunday Natural) ergänzend zur Behandlung einer Trigeminusneuralgie lindernd wirken.

- Vitamin B2 (Riboflavin): Für die Behandlung von Kopfschmerzen und Migräne ist es das wichtigste B-Vitamin. Vitamin B2 ist an der Energieproduktion in den Zellen beteiligt und wirkt als Antioxidans. Studien haben gezeigt, dass eine höhere Aufnahme von Vitamin B2 mit einer Verringerung der Häufigkeit von Migräneanfällen bei Kindern und Erwachsenen einhergehen kann. Unter anderem publizierten Forschende der Charité in Berlin über diese Effekte. Die Probanden erhielten 400 mg Riboflavin.
- Vitamin B6 (Pyridoxin): Vitamin B6 ist an der Bildung wichtiger Neurotransmitter wie Serotonin und GABA beteiligt. Diese Neurotransmitter spielen eine Rolle bei der Regulierung der Stimmung und der Schmerzwahrnehmung. Eine ausreichende Zufuhr von Vitamin B6 kann daher helfen, Migräneattacken zu reduzieren.
- Folat (Vitamin B9): Folat ist wichtig für die DNA-Synthese und die Bildung neuer Zellen. Ein Mangel an Folat kann zu erhöhten Homocysteinwerten führen, die mit einem erhöhten Risiko für Migräne in Verbindung gebracht werden. Eine Studie aus Australien zeigt, dass die Kombination von Vitamin B2 und Folsäure in der Vorbeugung der Migräne wirksam eingesetzt werden kann.
- Vitamin B12 (Cobalamin): Ein Mangel kann zu neurologischen Beschwerden wie Schwindelattacken und heftigen Kopfschmerzanfällen führen. Eine Vitamin-B12-Supplementierung kann Teil eines ganzheitlichen Behandlungskonzeptes bei Patientinnen mit Trigeminusneuralgie sein, insbesondere von solchen, die sich vegetarisch ernähren. Zu diesem Ergebnis kam eine indische Forschergruppe.
- Forschende untersuchten die Auswirkungen einer Nahrungsergänzung mit Thiamin (B1), Pyridoxin (B6), Cobalamin (B12), Folsäure (B9) und einer Kombination dieser Vitamine bei Frauen mit episodischer Migräne. Die 16-wöchige Studie ergab, dass die Häufigkeit von Kopfschmerzattacken deutlich zurückging.
- Hormonell bedingte Migräne: Der Vitamin-B-Komplex unterstützt die Funktion hormoneller Drüsen. Dazu gehören auch die Nebennieren, die Cortisol und DHEA bereitstellen. Die Funktion der Nebennieren ist jedoch auch immer mit der der Geschlechtshormone gekoppelt. In der Praxis hat sich die Kombination eines Vitamin-B-Komplexes (Einnahme am Morgen) und Magnesium (Einnahme am Abend) als besonders wirksam erwiesen.

Dosierung: nach Packungsbeilage.

Einnahme: Da B-Vitamine leicht anregend auf den Körper wirken, empfiehlt sich eine Einnahme in den frühen Morgenstunden.

Nebenwirkungen: B-Vitamine sind wasserlöslich, was bedeutet, dass der Körper überschüssiges Vitamin B über den Urin ausscheidet und es somit sehr unwahrscheinlich ist, dass eine Überdosierung entstehen kann.
Hinweise: Flavin, enthalten in Vitamin B2, wird als orangegelber Farbstoff über den Urin wieder ausgeschieden.
Handelspräparate: Vitamin B-Loges komplett® (Dr. Loges), Vitamin B2 100 mg (KAL, Supplementa)

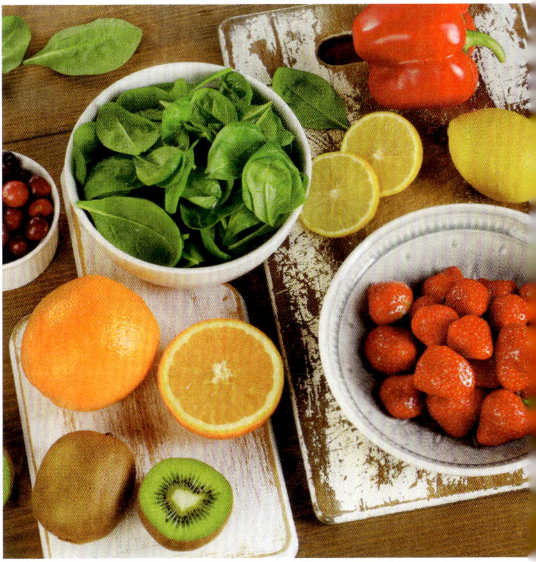

## Vitamin C

Im Gegensatz zu den meisten Säugetieren können wir Menschen dieses wichtige Vitamin nicht selbst herstellen und sind auf eine Zufuhr über die Nahrung angewiesen. Das volle Potenzial dieses Vitamins steckt in großen Mengen in Nahrungsmitteln. Beispielsweise in Beeren und Steinobst (Acerolakirsche, Brombeere, Schwarze Johannisbeere, Holunder, Sanddorn, Schlehe), aber auch in Wildkräutern, Kiwis, Paprika und Zitrusfrüchten. Vitamin C ist empfindlich gegenüber Luftsauerstoff und Wärme, weshalb Früchte und Kräuter durch Lagerung, Verarbeitung und Kochen den begehrten Vitalstoff nach und nach verlieren. Genießen Sie Vitamin-C-reiches Obst, Gemüse und Kräuter deshalb möglichst frisch und schonend gegart. Sicher kennen Sie Vitamin C als Schlüsselelement zur Vorbeugung von Erkältungskrankheiten. Vitamin C reduziert oxidativen Stress, der bei einer starken Belastung entsteht und zu einer vermehrten Bildung freier Radikale führt. Eine Extraportion davon in Form von Vitamin-C-reichem Obst oder Vitamin-C-Kapseln wird uns bei einer starken nervlichen und körperlichen Belastung richtig guttun.

### Ergebnisse aus Studien und Erfahrungsberichten

- Erkältungsbedingte Kopfschmerzen: Vitamin C unterstützt die Abwehrfunktion des Körpers bei erkältungsbedingten und durch Infekte ausgelösten Kopfschmerzen. Bei Infekten verbraucht die körpereigene Immunabwehr große Mengen an Vitamin C, daher steigt der Vitamin-C-Bedarf bei allen Infekten.

- Migräne: Bei einer Kombination von N-Acetylcystein (600 mg), Vitamin E (250 I.E.) und Vitamin C (500 mg) kam es zu einem Rückgang der Häufigkeit von Migräneanfällen. Eine kleinere Studie berichtet nach einer Anwendungsdauer von 3 Monaten von einem Rückgang der Migräneanfälle auf nur durchschnittlich 3 Tage pro Monat.
- Katerkopfschmerzen: Das alte Hausmittel Kaffee mit Zitronensaft (als Vitamin-C-Quelle) kann bei Katerkopfschmerzen durchaus hilfreich sein. Koffein verengt die Blutgefäße und Vitamin C unterstützt sowohl die Schmerzhemmung als auch den Abbau der alkoholbedingten Giftstoffe. Pressen Sie eine halbe Zitrone aus und verrühren Sie den Saft mit dem Kaffee.
- Arzneimittelbedingte Kopfschmerzen/Medikamentenübergebrauch: Ascorbinsäure ist unter anderem an Entgiftungsprozessen im menschlichen Körper und im neuronalen Stoffwechsel beteiligt. Daher besteht ein vermehrter Vitamin-C-Bedarf bei Einnahme von Arzneimitteln.
- Bei Einnahme von ASS: In hoher Dosierung steigert ASS die Ausscheidung von Vitamin C über die Nieren und es kommt zu Vitamin-C-Verlusten. Gleichzeitig kann Vitamin C die Magenverträglichkeit verbessern. Ab einer Einnahme von 500 mg ASS pro Tag ist die zusätzliche Einnahme von Vitamin C sinnvoll.
- Prävention Trigeminusneuralgie: Viele ganzheitliche Mediziner und Heilpraktikerinnen empfehlen die Gabe von Vitamin C. In Therapiezentren für Komplementärmedizin sind bei Trigeminusneuralgien Gaben von bis zu 2 g Vitamin C täglich durchaus gängig. Für die Eigentherapie empfehle ich, nicht mehr als 1.000 mg täglich einzunehmen.

Dosierung: Trinken Sie zur Vorbeugung beispielsweise 100 ml Schwarzen Johannisbeersaft, rühren Sie 1 bis 2 TL Hagebutten- oder Acerolapulver in Joghurt ein. Bei akuten Schmerzen bis zu 1.000 mg Ascorbinsäure einnehmen.

Hinweise: Reine Ascorbinsäure kann den Magen-Darm-Trakt reizen.

Handelspräparate: Bio Acerola Pulver (Terra Elements), Hagebuttenpulver Bio (vom Achterhof®), Schwarzer Johannisbeersaft (Rabenhorst), Cetebe® Vitamin C Retard 500

## Vitamin E

Vitamin E bezeichnet eine Gruppe von fettlöslichen Vitaminen. Die aktivste Vitamin-E-Form ist das Alpha-Tocopherol. Das Schutzvitamin E gilt als Antioxidans und Fänger von zellschädigenden freien Radikalen. Der komplette Umfang aller Effekte von Vitamin E ist noch nicht ab-

schließend geklärt. Vermutlich unterdrücken die Stoffe auch entzündungshemmende Signale im Körper, weshalb sie sowohl bei Migräne als auch bei Neuralgien (Trigeminusneuralgien) von Nutzen sein können. Ist zu wenig Vitamin E im Körper, werden die Zellen durch den oxidativen Stress angegriffen und geschädigt. Langfristig werden dadurch mehrere Organe wie auch das Nervensystem geschädigt.
Der Körper nimmt Vitamin E für gewöhnlich über das Nahrungsfett auf, es gehört zu den fettlöslichen Vitaminen. Zu den Vitamin-E-reichen Lebensmitteln zählen Samen und Nüsse wie Kürbiskerne, Pinienkerne und Haselnüsse sowie Sprossen, Olivenöl und Avocados. In konzentrierter Form ist es in Ölen, insbesondere im Weizenkeimöl, aber auch in Rapsöl, Sonnenblumenöl oder Maiskeimöl enthalten. Vitamin E ist hitzebeständig (gleichwohl sollte man es nicht auf mehr als 200 Grad erhitzen, da dies die Tocopherole zerstört), aber licht- und sauerstoffempfindlich.

### Ergebnisse aus Studien und Erfahrungsberichten

- Menstruelle Migräne mit Aura: Im Rahmen von kleineren Studien wurde der Effekt einer Vitamin-E-Supplementierung bei Frauen mit menstrueller Migräne untersucht. Zwei Tage vor und drei Tage nach der Menstruation wurde Vitamin E in einer Dosierung von 400 I.E. verabreicht. Dadurch besserten sich Symptome wie Lichtempfindlichkeit, Geräuschempfindlichkeit und Übelkeit.
- Prävention Trigeminusneuralgie: Derzeit gibt es noch keine offiziellen Empfehlungen zur Einnahme von Vitamin E bei Neuralgien. Als neurotropes (die Nerven beeinflussendes) Antioxidans kann Vitamin E jedoch auch ein Baustein in der Behandlung einer Trigeminusneuralgie sein. Hier können 100 bis 300 mg/Tag bedenkenlos auch längerfristig, d.h. über Monate, nebenwirkungsfrei substituiert werden.
- Vitamin E unterstützt die Therapie mit Ibuprofen: Das Antioxidans Vitamin E unterstützt die antientzündliche Wirksamkeit und verringert die Nebenwirkungen im Magen-Darm-Trakt von Entzündungshemmern wie Ibuprofen. Dosierung: 500 I.E. pro Tag.

Dosierung: Um den empfohlenen Tagesbedarf zu erreichen, genügt es bereits, 1 bis 2 EL Pflanzenöl zu sich zu nehmen.
Hinweise: Die Einnahme von Vitamin-E-Präparaten sollte nur bei nachgewiesenem Mangel erfolgen. Bei längerer Einnahme von Dosen über 600 mg Alpha-Tocopherol kann es zu einer Senkung des Schilddrüsenhormonspiegels im Blut kommen.
Handelspräparate: Vitamin E Hevert® 200 IE

# BEWEGUNG STABILISIERT

Bewegung hält fit! Auch Kopfschmerzgeplagte profitieren von regelmäßiger Bewegung, insbesondere wenn es sich um ein moderates Ausdauertraining handelt. In diesem Kapitel erfahren Sie, wann Bewegung sinnvoll und warum sie manchmal problematisch ist.

## Bewegung und Ausdauersport gegen den Schmerz

Körperliche Aktivität ist eine effektive Methode, wenn Sie Kopfschmerzen gleich welcher Art vorbeugen wollen. Wer sich regelmäßig und moderat bewegt, trainiert Muskeln, baut Stresshormone ab, regt den Parasympathikus an und sorgt nebenbei für Glücksgefühle. Sowohl die Migräne als auch die Wetterfühligkeit können sich bessern, wenn das Herz-Kreislauf-System ausreichend trainiert ist. Zudem erhöhen sich durch Bewegung die Sauerstoffversorgung und ein zu niedriger Blutdruck (Seite 42). Auch bei Bluthochdruck (Seite 44) wirkt sich moderater Sport günstig aus. Das bringt den Stoffwechsel in Schwung und baut Stress ab. Hier sind moderate Sportarten angesagt. Weniger empfehlenswert sind Kraftsportarten wie Gewichtheben, weil diese zu schnellen Blutdruckspitzen führen. Auch wenn man mit einem Katerkopfschmerz am liebsten im Bett liegen bleiben würde – ein kleiner Spaziergang kann wahre Wunder bewirken. Sauerstoff fördert den Abbau von Alkohol und wirkt Schwindel entgegen, kurbelt zusätzlich den Kreislauf an und weckt die müden Geister. Sollte Ihnen zu übel zum Spazieren sein, einfach das Fenster zum Lüften öffnen.

Machen Sie daher, so oft es geht, Spaziergänge an der frischen Luft, gehen Sie schwimmen, fahren Sie Rad, machen Sie Skilanglauf oder gehen Sie joggen. Wichtig ist, dass sich Sauerstoffbedarf und Sauerstoffzufuhr die Waage halten, man also nicht völlig außer Atem gerät. Eine Pi-mal-Daumen-Regel lautet: Wer sich während des Sports unterhalten

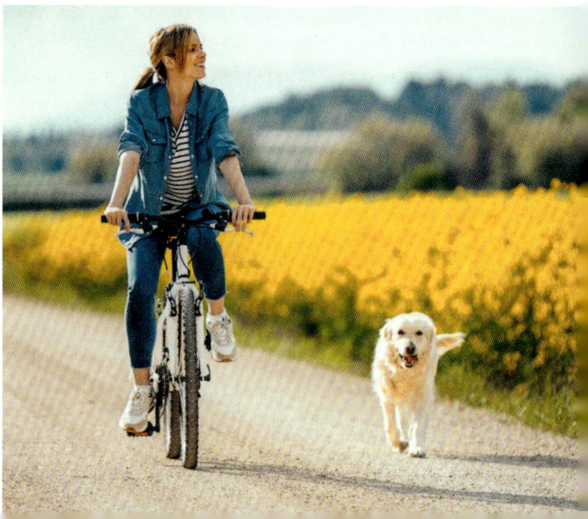

kann, ist im guten (aeroben) Bereich. Ausdauersport kann eine Art Stressresistenz erzeugen. Wer nur zwei- bis dreimal pro Woche für 30 bis 45 Minuten trainiert, profitiert bereits von den positiven Effekten. Durchhalten zahlt sich hier aus. Denn die Benefits wirken erst mittel- und langfristig. Bleiben Sie also dran.

**Was tun während einer Attacke?**

Wenn der Kopf bereits hämmert und pocht, schätzt er keine sportlichen Erschütterungen. Manchmal muss es genügen, das Fenster aufzureißen und ordentlich zu lüften. Besser tut Kopfschmerzgeplagten vom Spannungstyp allerdings ein – wenigstens kurzer – Spaziergang an der frischen Luft. Die Sauerstoffdusche pustet den Kopf frei, hält den Kreislauf in Schwung, verbessert die Anpassungsfähigkeit und vertreibt die Schmerzen. Anders verhält es sich bei Migränegeplagten. Während der Migräneattacke wird Bewegung meist nicht toleriert, aber es kommt auf die individuelle Konstitution an.

## Kann Sport Migräne auslösen?

Die Zusammenhänge von Sport und Migräne bzw. Kopfschmerzen sind vielschichtig. Nicht wenige Migränegeplagte werden durch Sport mit Kopfschmerzen konfrontiert. Rund ein Drittel der Migränebetroffenen gaben bei einer Befragung an, dass die Migräneattacke innerhalb von 48 Stunden nach einer sportlichen Betätigung begonnen hatte, bei einem Teil der Betroffenen hatte der Kopfschmerz noch während des Sports angefangen.

Als Gründe werden Flüssigkeitsverlust durch Schwitzen, eine kurzzeitige Unterzuckerung mit einer vermehrten Energiebereitstellung an die Muskelzellen, ein anaerober Stoffwechsel und eine Überdehnung der feinen Blutgefäße im Kopf (bedingt durch die erhöhte Blutzirkulation) diskutiert. Insbesondere Tennis und Laufen wurden als mit Schwierigkeiten verbundene Sportarten benannt. Wichtig ist in diesem Zusammenhang ein Aufwärmtraining zu Beginn und auf die richtige Intensität und Dauer zu achten, damit keine Überlastungen (zum Beispiel auch Anstrengungskopfschmerz) entstehen.

Bei diesen Zahlen darf jedoch nicht vergessen werden, dass bei der Mehrzahl von Migränebetroffenen eine sportliche Aktivität völlig unproblematisch ist. Es gibt sogar Migränikerinnen, die mit Sport ihre Migräneattacken bezwingen können. Wie so oft ist hier der Mittelweg die beste Lösung: Wer an Migräne leidet, sollte sich beim Sport besser nicht verausgaben. Zum Schluss sei hier noch erwähnt, dass es besonders wirksam ist, eine gute Balance zwischen Aktivität und Entspannung zu finden und sportliche Aktivitäten mit Entspannungsverfahren und Übungen zur Körperwahrnehmung (Seite 124) zu kombinieren.

# ENTSPANNUNGSVERFAHREN, ÜBUNGEN ZUR KÖRPERWAHRNEHMUNG

Es gibt viele Möglichkeiten, um die Körperwahrnehmung zu schulen. Neben Entspannungstechniken wie autogenes Training, bewusstes Atmen oder Progressive Muskelentspannung bieten sich auch Yoga und meditative Bewegungsformen wie Tai-Chi und Qigong an.

**Entspannung reguliert**

Stress ist eine wesentliche Ursache beim Entstehen von Kopfschmerzen und Migräne. Stimmt die Balance zwischen Anspannung und Entspannung nicht mehr – oder anders ausgedrückt, ist der Sympathikus (Stressnerv) aktiver als der Parasympathikus (Ruhenerv) –, kommt es zu Symptomen. Dann gilt es, die gesunde Mitte wieder zu finden. Die zentrale Schmerzverarbeitung sowie die Bereitstellung körpereigener schmerzhemmender Substanzen (Beispiel Serotonin) kann durch Entspannung positiv beeinflusst werden. Zudem wird durch den Fokus auf die Übungen vom Schmerz abgelenkt. Entspannungsübungen sind bewährte Verfahren der nichtmedikamentösen Vorbeugung und Therapiebegleitung. Wegen ihrer effektiven Anwendung wurden sie auch in die Leitlinien der Deutschen Migräne- und Kopfschmerzgesellschaft aufgenommen.

**TIPP**

Alle Entspannungsverfahren und Übungen zur Körperwahrnehmung eignen sich therapiebegleitend auch bei arzneimittelbedingtem Medikamentenübergebrauch/Schmerzmittelkopfschmerz, um die neue Lebensordnung wiederherzustellen.

**Entspannen will geübt sein**

Unsere schnelllebige Zeit stellt immer höhere Anforderungen an den Einzelnen und es wird schwieriger, Zeiten der Ruhe zu finden. Übungen zur Körperwahrnehmung und Entspannungsverfahren zu erlernen, bedarf einiger Übung, bis diese in Fleisch und Blut übergehen. Die wichtigsten Techniken stelle ich Ihnen kurz vor. Individuelle Vorlieben sind hier besonders wichtig. Es gibt keine Entspannungstechnik, die die Mehrzahl der Menschen bevorzugt. Wenn Sie nachfolgende Techniken in der Tiefe erlernen möchten, wenden Sie sich am besten an die örtlichen Volkshochschulen oder an Gesundheitszentren. Auch Videos und CDs können hilfreich sein. Das Ziel an dieser Stelle des Ratgebers ist es, Ihr Interesse an den bewährten Methoden zu wecken.

## Autogenes Training

Mit autogenem Training nutzen Sie die Kraft Ihrer Gedanken für mehr Ruhe und Entspannung. Eine Basisübung ist, sich vorzustellen, dass sich die eigenen Extremitäten oder Körperteile schwer anfühlen oder erwärmen. Eine ausführliche Trainingseinheit dauert zwischen 20 und 45 Minuten.

Die Übungen können bei allen Kopfschmerzvarianten und in allen Altersgruppen hilfreich sein. Exemplarisch möchte ich eine Studie mit Jugendlichen zwischen dem 12. und 17. Lebensjahr erwähnen. Sie lernten, die Temperatur ihrer Fingerspitzen zu erhöhen. Während der achtwöchigen Beobachtungsphase ging bei acht von zehn Jugendlichen die Anzahl der monatlichen Migräneanfälle um mehr als die Hälfte zurück.

**Übungsbeispiel**

Legen Sie sich bequem hin oder setzen Sie sich gemütlich in einen Sessel. Schließen Sie die Augen und lassen Sie innerlich locker. Wiederholen Sie eine für Sie stimmige Formel langsam und mehrfach hintereinander. Der Körper reagiert beispielsweise auf den Gedanken „Mein Nacken fühlt sich warm an". Durch das Gedankenexperiment der inneren Erwärmung lässt sich die Durchblutung nachweislich verbessern, was zu einer Linderung der Beschwerden führen kann.

Für Migränepatienten können die Übungen „Meine Stirn ist angenehm kühl" oder „Mein Kopf ist leicht und frei" besonders wertvoll sein. Ganz allgemein und um Stress abzubauen, können die Formeln „Ich bin ruhig, gelassen und entspannt" oder „Mein Atem ist ruhig

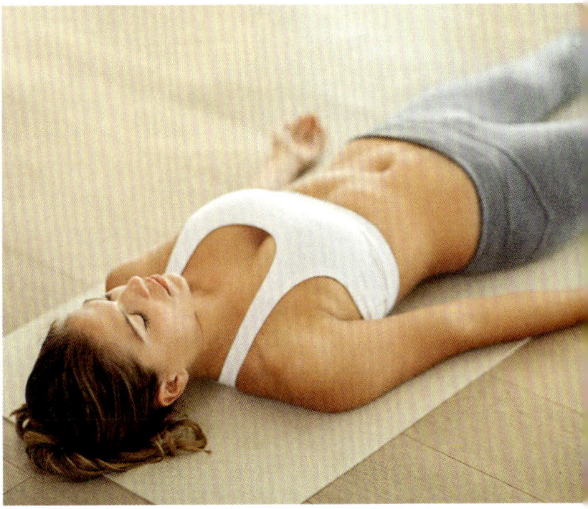

und gleichmäßig" wirksam sein. Das autogene Training wird immer mit einer Rücknahme abgeschlossen. Ziel ist es, sich wieder wach und frisch zu fühlen. Eine mögliche Formel lautet: „Arme fest, Augen auf, Atmung tief." Diese Worte werden laut ausgesprochen.

## Progressive Muskelentspannung

Die Progressive Muskelentspannung ist eine relativ leicht zu lernende Entspannungstechnik. Sie wurde bereits in den 1920er-Jahren von dem Arzt Edmund Jacobson entwickelt, im Laufe der Jahrzehnte weiterentwickelt und stark vereinfacht. Heute umfasst die Progressive Muskelentspannung im Schnitt neun Übungen.
Sie benötigt kaum Vorbereitung oder Platz und kann daher problemlos in den Alltag integriert werden. Sogar Kinder schaffen es, sich die entsprechende Technik im Handumdrehen anzueignen. Vorsicht ist lediglich geboten bei schweren Erkrankungen wie Schizophrenie oder Epilepsie.
Schon in den 1980er-Jahren wurde die Wirksamkeit der Progressiven Muskelentspannung zur Vorbeugung gegen Migräne getestet. Mit durchschnittlich 53 Prozent Verbesserung bei Kopfschmerzen und Migräne liegt die Progressive Muskelentspannung bei den Spitzenreitern der Entspannungstechniken. Sie ist ein präventives Verfahren, kann aber auch während der Kopfschmerz- und Migräneattacke angewendet werden.
Das Prinzip ist einfach: Sie spannen der Reihe nach willentlich bestimmte Muskelgruppen kurz an und lassen sie langsam wieder los. Die Übungen können täglich durchgeführt werden, die Anspannung wird etwa 6 bis 7 Sekunden gehalten; die Entspannungsphase dauert 30 bis 60 Sekunden. Nach der Anspannung nehmen Sie die Entspannung intensiver und bewusster wahr. Die Konzentration soll auf das langsame Lockerlassen der Muskeln gerichtet sein. Zum Schluss der Muskelentspannung wird der Fokus auf das bewusste Atmen gelegt. Bei niedrigem Blutdruck besteht jedoch die Gefahr, dass der Blutdruck weiter absinkt.

### Beispielübung für Gesicht und Nacken

Begeben Sie sich in die Ausgangsposition: entspannte Rückenlage, möglichst mit Kopfpolster, evtl. eine Rolle (mehrfach gefaltetes Handtuch) unter die Knie schieben.
Die Arme liegen seitlich am Körper. Schultern, Ellenbogen und Hände ruhen entspannt auf der Unterlage. Füße und Knie fallen etwas auseinander. Schließen Sie die Augen, lassen Sie den Unterkiefer locker fallen.

- Konzentrieren Sie sich auf Gesicht und Nacken. Stück für Stück tasten Sie sich vor.

- Legen Sie die Stirn in Querfalten, indem Sie die Augenbrauen nach oben ziehen.
- Schließen Sie die Augenlider fest, aber nur so, dass es nicht unangenehm ist.
- Rümpfen Sie die Nase und ziehen Sie die Oberlippe nach oben. Konzentrieren Sie sich auf die Muskelspannung, die fast im gesamten Gesicht entsteht.
- Pressen Sie die Lippen leicht zusammen und drücken Sie die Zunge gegen den Gaumen.
- Nun beißen Sie die Zähne zusammen, um anschließend die Mundwinkel nach außen zu ziehen.
- Zum Abschluss bringen Sie Ihr Kinn zur Brust, sodass ein leichtes Doppelkinn entsteht. Spüren Sie, wie sich Ihr Nacken anspannt. Die Muskeln im Gesichts- und Nackenbereich verbleiben nun für etwa sieben Sekunden im Zustand der Anspannung.
- Beim nächsten Ausatmen lösen Sie die angespannten Muskeln ganz langsam. Augen, Nase, Lippen und Kopfhaut entspannen sich, während sich die Stirn glättet. Der Kiefer und die Zunge sind locker. Das Kinn findet wieder in die Ausgangsposition zurück und wie von selbst entspannt sich die Nackenmuskulatur. Nehmen Sie sich gut 45 Sekunden Zeit, Gesichts- und Nackenmuskeln bewusst zu entspannen. Spüren Sie dabei genau in sich hinein.

## Atemübungen

Bei rund 20.000 Atemzügen pro Tag saugt der Mensch täglich mindestens 10.000 Liter frische Luft ein und atmet die gleiche Menge wieder aus. Wenn wir bewusst einatmen, aktivieren wir die Atem- und Atemhilfsmuskulatur. Das sind insbesondere das Zwerchfell, die Brustmuskulatur, der Trapezmuskel und Anteile der Rückenmuskulatur.
Bewusstes Atmen kann dabei helfen, Schmerzen vorzubeugen und aufkeimende Kopfschmerzen schnell zu lindern. Denn stetige Grübeleien und andauernde Anspannung und Stress führen dazu, dass wir oft unbewusst flach und hektisch atmen oder sogar den Atem anhalten. Das stört den natürlichen Bewegungsablauf des Atmungssystems. Der Körper wird nicht ausreichend mit Sauerstoff versorgt und eine Restmenge Kohlenstoffdioxid verbleibt im Organismus. Das kann sich wiederum negativ auf das Nervensystem auswirken. Konzentrationsstörungen, Müdigkeit und Kopfschmerzen können die Folgen sein. Auch Verspannungen oder Verkrampfungen im Schulter- und Nackenbereich stören die Atmung und können wiederum Auslöser für Kopfschmerzen sein.

**Beispielübungen: Kopfschmerzen wegatmen**

Diese vier Übungen lassen sich problemlos in den Alltag integrieren. Finden

Sie heraus, welche Atemtechnik Ihnen am meisten entspricht. Folgen Sie der Anleitung Schritt für Schritt. Achten Sie auf Ihre Atmung und spüren Sie, wie sich die Anspannung nach kurzer Zeit löst und sich Körper und Geist entspannen.

**Tiefe Bauchatmung**

Die tiefe Bauchatmung beruhigt den Geist und entspannt den ganzen Körper. Sie hilft Ihnen, mehr und mehr zur Ruhe zu kommen, Stress abzubauen und zu entspannen, indem die Aktivität des Parasympathikus erhöht wird. Dies geht einher mit dem Gefühl von Entspannung, Leichtigkeit, Freude und positiver Energie.

- Setzen Sie sich entspannt hin oder legen Sie sich bequem in Rückenlage auf den Boden.
- Legen Sie die Hände auf dem Bauch ab – die Mittelfinger berühren sich über dem Bauchnabel, entspannen Sie dabei die Schultern.
- Schließen Sie Ihre Augen.
- Atmen Sie langsam ganz tief durch die Nase ein, zählen Sie dabei in Gedanken bis vier.
- Bei jedem Einatmen hebt sich die Bauchdecke und beim Ausatmen senkt sie sich wieder.
- Atmen Sie anschließend langsam durch den Mund wieder aus, während Sie in Gedanken wieder bis vier zählen. Die Formel lautet also „low and slow".
- Wiederholen Sie diese Übung 10- bis 20-mal.

**Flankenatmung**

Mit der Flankenatmung dehnt sich der Brustkorb seitlich nach rechts und links, erweitert die Lungen an den Seiten und gibt dem Herzen Raum.
Für die Flankenatmung im Liegen die Rückenlage einnehmen. Die Hände flach seitlich auf den Brustkorb legen, spüren Sie mit der flachen Hand Ihre Rippen. Versuchen Sie, verstärkt in die Flanken zu atmen. Langsam, weich und fließend atmen und vor allem auch bewusst tief ausatmen. Bei der Einatmung sollte sich der Brustkorb zur Seite hin spürbar weiten, bei der Ausatmung wird er wieder schmaler. Führen Sie diese Atmung zwei bis drei Minuten lang aus.

**Wechselatmung**

Yogis kennen diese Technik namens Nadi Shodhana. Sie hat eine beruhigende und harmonisierende Wirkung, macht die Lungen fit, reguliert Herzschlag, Blutdruck und das Nervensystem. Ideal vor einem Meeting, einem beruflichen Event oder um den Stress zu reduzieren (nach der Yoga-Philosophie werden dadurch die Energiebahnen gereinigt).

- Einen ruhigen Ort wählen, bequem und aufrecht hinsetzen.
- Daumen der rechten Hand sanft über den rechten Nasenflügel legen. Der Zeige- und Mittelfinger sind ent-

spannt nach unten geklappt. Ringfinger derselben Hand bereithalten zum späteren Verschließen des linken Nasenlochs.

- Verschließen Sie mit dem Daumen das rechte Nasenloch, atmen Sie langsam durch das linke Nasenloch ein. Zählen Sie dabei bis 4.
- Halten Sie dann die Luft für circa 2 bis 8 Sekunden an, während Sie beide Nasenlöcher verschließen.
- Öffnen Sie nun das rechte Nasenloch und lassen Sie die Luft ruhig durch es ausströmen, während Sie bis 8 zählen. Danach atmen Sie rechts bis 4 zählend wieder ein.
- Verschließen Sie wieder beide Nasenlöcher, während Sie die Luft anhalten.
- Atmen Sie nun durch das linke Nasenloch aus und durch das linke Nasenloch auch wieder ein.
- Wiederholen Sie diesen Zyklus etwa 5- bis 10-mal oder solange es angenehm ist.

### Lippenbremse

Die Lippenbremse hilft bei mehreren Beschwerden, unter anderem, um die Bronchien zu stabilisieren, aber auch um die Atmung zu beruhigen, beispielsweise in Stresssituationen.

- Tief durch die Nase einatmen.
- Für die Ausatmung legen Sie die Lippen locker aufeinander. Dabei soll ein schmaler Spalt zwischen den Lippen entstehen.
- Atmen Sie durch diesen Spalt aus. Die Luft entweicht langsam und länger durch die Lippen.
- Bitte beachten Sie: Die Lippen nicht aufeinanderpressen. Es soll möglichst keine Spannung in Lippen und Wangen bestehen. Atmen Sie stets entspannt.

### Tai-Chi

Die meditative Kampfkunst wurde vor vielen Jahrhunderten in China entwickelt. In unserem Kulturkreis wird sie auch als Schattenboxen bezeichnet, da die Bewegungen an einen Kampf gegen einen unsichtbaren Gegner erinnern. Im Mittelpunkt stehen beim Tai-Chi Körperspannung, das Prinzip der Achtsamkeit und eine tiefe langsame Bauchatmung. Das bedeutet, dass der Praktizierende die Bewegungen bewusst und kontrolliert ausführt und dabei sowohl seinen Körper als auch die Umwelt wahrnimmt. Es gibt eine Vielzahl an festen Übungsfolgen, die sogenannten „Formen". Diese

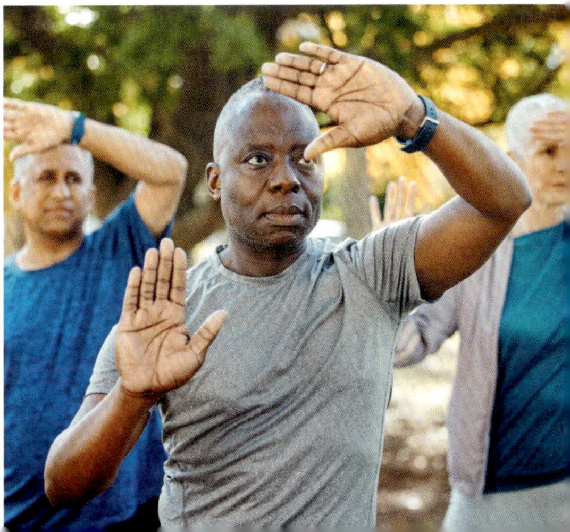

werden als Choreografien ausgeführt und können bis zu eineinhalb Stunden dauern. In der westlichen Welt haben sich Kurzformen von 15 bis 20 Minuten durchgesetzt.
Tai-Chi kann bei zahlreichen Krankheitsbildern hilfreich sein. Unter anderem bei verschiedenen Kopfschmerzvarianten, insbesondere bei Spannungskopfschmerzen sowie bei Migräne (mit und ohne Übelkeit und Erbrechen). Tai-Chi beugt nach Expertenmeinung dem Stress als häufigem Auslöser von Kopfschmerzen vor und verbessert damit die Lebensqualität im Allgemeinen. Die Übungen sind etwas komplexer und es braucht etwas Zeit, die langsamen und fließenden Bewegungen zu erlernen.

## Qigong

Qigong stammt in den Ursprüngen ebenfalls aus dem Chinesischen Kaiserreich, ist aber noch eine viel ältere Technik als Tai-Chi. Das Ziel des Qigong ist es, mit langsamen und fließenden Bewegungen und Atemtechnik die eigene Gesundheit zu erhalten und so das Leben zu verlängern. Wer schon einmal in China durch die Parks geschlendert ist, wird die Qigong-Meister und ihre Schüler entdeckt haben. Anders als beim Tai-Chi sind beim Qigong die Übungen wesentlich kürzer.
Durch gezielte Übungen (als Beispiel sei hier die Bärenübung genannt) lassen sich Blockaden auflösen und akute Schmerzen im Migräneanfall lindern. Auch zur langfristigen Bewältigung von Migräne und verschiedenen Kopfschmerzarten kann Qigong helfen, beispielsweise weil es die Stressresistenz stärkt. Wenn das Fließen des Qi (Energie des Lebens) stockt und Sie eingeübte Qigong-Übungen machen, beginnt es wieder zu fließen.

## Yoga

Yoga verbindet die Bewegung des Körpers und Betrachtung des Inneren in einer etwa 5.000 Jahre alten Philosophie, die im Laufe der Zeit von Indien in die gesamte Welt getragen wurde. Das Wort selbst kommt aus dem Sanskrit und bedeutet übersetzt „Einheit, Harmonie". Yoga ist eine Übungsform, um mit sich ins Reine zu kommen, und ist praktisch für alles gut, was unseren Körper und den Geist betrifft.
Meditation ist eine wichtige Säule des Yoga und kann in unterschiedlichen Formen praktiziert werden. Sanfte, dehnende Körperübungen (Asanas), in Verbindung mit einem tiefen Atem (Pranayama), tragen dazu bei, Verspannungen abzubauen und Tiefenentspannung zu ermöglichen. Mittlerweile gibt es einige medizinische Studien, die belegen, dass Yoga gegen den Stressabbau, Kopfschmerzen und Migräne helfen kann. So bessern sich klinische Symptome wie Schmerzintensität, Angst, Depression und Häufigkeit der Migränetage.

# AKUPRESSUR

In der Traditionellen Chinesischen Medizin werden durch Akupunkturpunkte Selbstheilungskräfte aktiviert. Wie Sie die Selbstmassage der wichtigsten Akupunkturpunkte durch Akupressur bei Kopfschmerzen durchführen, erfahren Sie in diesem Kapitel.

**Akupressur – die kleine Schwester der Akupunktur**

Die Akupressur (von lateinisch acus „Nadel" und premere „drücken") wird auch als „kleine Schwester der Akupunktur" bezeichnet. Sie gehört zur chinesischen Manualtherapie, ist wesentlich leichter zu erlernen als die Akupunktur und lässt sich ohne Hilfsmittel gefahrlos durchführen. Statt mit Nadeln geschieht dies bei dieser Methode mit gezieltem Druck auf bestimmte Punkte. Wie bei der Akupunktur bildet das Meridiansystem die Grundlage für die Akupressur. Durch die Meridiane im Körper fließt das sogenannte Qi. Der Begriff des Qi lässt sich kaum in die deutsche Sprache übersetzen. Annähernd lässt es sich mit Lebensenergie oder bewegender Kraft umschreiben. Die Akupressur eignet sich zur Selbstbehandlung von wiederkehrenden oder rasch auftretenden Beschwerden sowie zur Prävention. Insbesondere für Sensible und Kinder ist die Akupressur eine prima Alternative zur Nadelmethode. Neben den Selbstheilungskräften, die aktiviert werden, haben einige Akupunkturpunkte direkten Einfluss auf Kopfschmerzen.

Eine ruhige Atmosphäre und eine entspannende Hintergrundmusik unterstützen das Verfahren. Bei chronischen Be-

**HINWEIS**

Für die Behandlung von Kopfschmerzen reicht es nicht immer aus, sich ausschließlich auf die Akupressur zu stützen, denn eine dauerhafte Reduzierung des Schmerzreizes erfordert noch weitere Faktoren wie etwa Heilpflanzenanwendungen oder eine Anpassung des Lebensstils.

schwerden empfiehlt sich eine Anwendung von 1- bis 3-mal tägl., bei Empfindlichkeit der Druckpunkte kann so lange gedrückt werden, bis der Schmerz nachlässt. Ansonsten variiert die Dauer zwischen 5 Sekunden und 2 Minuten. Punkte im Bereich von Muskeln können kräftig massiert werden, im Gesicht oder auf Knochen wird eher vorsichtig behandelt. Ein kräftiger Druck wirkt dabei beruhigend, eine sanfte Stimulation hingegen anregend.

Innerhalb der Massage (Akupressur) gegen Kopfschmerzen kann es zu einem vorübergehenden Wärmegefühl oder anderen Symptomen wie etwa Schwindel kommen. Sie sind in einem moderaten Rahmen nicht bedenklich, sondern zeigen die natürliche Reaktion des Körpers auf die Einwirkung der Punkte. Sollten allerdings starke Schmerzen, Sehstörungen oder heftige Schwindelattacken einsetzen, muss die Akupressur sofort abgebrochen werden.

Ein klassisches Schema gibt es nicht, im Mittelpunkt steht immer das Wohlbefinden, denn Achtsamkeit ist ein tragendes Element der Akupressur.

## Wichtige Akupressurpunkte bei Kopfschmerzen

### Extrapunkt M-HN 3 – Yintang – Siegelhalle

Ein wichtiger und häufiger verwendeter Punkt, daher wird er auch als Meisterpunkt für Kopfschmerzen und Nase bezeichnet.

Lage: Er ist direkt zwischen den beiden Augenbrauen positioniert, dem Bereich, dem viele traditionelle Kulturen das „dritte Auge" zuordnen.

Wirkung: Bei allen Arten von Kopfschmerzen. Insbesondere bei der Behandlung frontaler Kopfschmerzen, also im Stirnbereich, von Bedeutung. Leichter Druck und Kreisungen mit dem Mittel- und Zeigefinger entlasten den schmerzhaften Kopf. Gleichzeitig unterstützt dieser Akupressurpunkt den Fluss bei verstopfter Nase.

Dauer: Mindestens 30 Sekunden sanft drücken oder in kreisenden Bewegungen massieren.

Kombination: Eine Kombination mit M-HN 9 ist möglich, in Kombination mit Blase 2 hat er eine noch stärkere Wirkung.

### Extrapunkt M-HN 9 – Taiyang – Die Sonne (das große Yang)

Lage: Vom Mittelpunkt zwischen dem äußeren Augenwinkel und dem seitlichen Ende der Augenbraue. Circa 1 Zoll (= 2,54 cm) in einer Vertiefung.

Wirkung: Einseitige Kopfschmerzen, Migräne mit und ohne Schwindel, Trigeminusneuralgie im schmerzfreien Intervall, Erkrankungen der Augen mit unscharfem Sehen (kühlt nach der TCM-Lehre die Augen).

Dauer: Circa 30 Sekunden sanft drücken.

**Blase 2 – Zanzhu – Zusammengelegter Bambus**

Lage: Dieser Punkt befindet sich direkt am inneren Ende der Augenbraue in einer Vertiefung.

Wirkung: Er ist ein wichtiger Lokalpunkt für die Behandlung von Kopfschmerzen im Stirnbereich, beispielsweise bei Kopfschmerzen ausgelöst durch Sinusitis (Nasennebenhöhlenentzündung). Zusätzlich wirksam bei Kopfschmerzen mit Augenproblemen: Augentränen, empfindlichen Augen, verschwommenem Sehen (Vorsicht: Notfall ausschließen, siehe Seite 14), Trigeminusneuralgie im schmerzfreien Intervall.

Dauer: Mit dem Daumen oder Zeigefinder 30 bis 60 Sekunden sanft drücken.

**Dickdarm 4 – Hegu – Vereinte Täler**

Lage: Zwischen Daumen und Zeigefinger einer Hand. Man sucht den Punkt, indem man Daumen und Zeigefinger der anderen Hand oben und unten anlegt und die höchste Stelle sucht. Dann spreizt man Daumen und Zeigefinger und lässt sich von dieser höchsten Stelle aus in die Vertiefung sinken. Der Punkt wird in Richtung Zeigefinger gedrückt. Dabei kann man mit dem Winkel etwas variieren und die schmerzhafteste Stelle suchen.

Wirkung: Er gilt als der Meisterpunkt für alle Schmerzen, die im Oberkörper auftreten. Kopfschmerzen mit Nackensteife (Vorsicht: Notfall ausschließen, siehe Seite 14), Kopfschmerzen im Bereich des gesamten Kopfes, Kopfschmerzen durch Bluthochdruck verursacht.

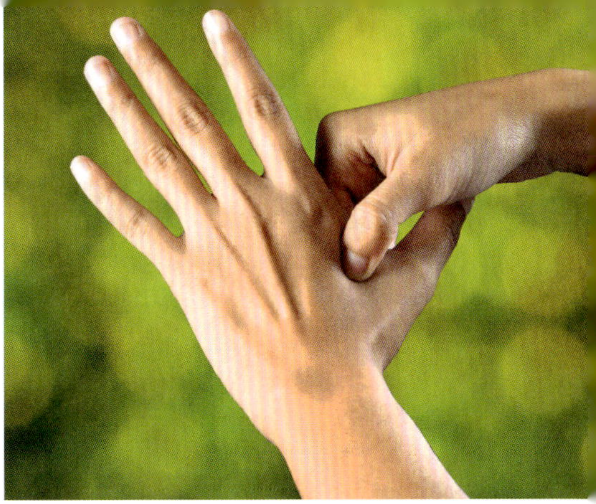

Kombination: Die Kombination mit Leber 3 wird als „4 Tore" bezeichnet. Sie vertreibt „Wind" aus dem Kopfbereich und stillt Schmerzen.

Dauer: 45 Sekunden bis zu 2 Minuten mit kräftigem Druck.

Hinweis: Nicht anwenden während der Schwangerschaft.

**Leber 3 – Tai Chong – Die mächtige große Straße**

Lage: Auf dem Fußrücken, zwischen dem Mittelfußknochen der 1. und 2. Zehe in einer Vertiefung am Ende „der Rinne".

Wirkung: Er gilt als der Meisterpunkt für alle Krämpfe. Immer wenn sich etwas durch Stress verschlechtert oder erst dann auftritt, ist Leber 3 der Punkt der Wahl. Klärt den Kopf und die Augen, Kopfschmerzen am Hinterkopf, chronische Kopfschmerzen, Kopfschmerzen durch Alkohol (Hangover), Migräne.

Dauer: 30 Sekunden kräftig drücken.

**Magen 36 – Zusanli – Dritter Weiler am Fuß**

Lage: 4 Querfinger (3 cun) unterhalb der Kniescheibe in der Vertiefung zwischen Schienbein und vorderem Schienbeinmuskel.

Wirkung: Magen 36 ist ein wichtiger Tonisierungspunkt. Hat eine positive Wirkung auf das hormonelle Gleichgewicht, daher auch bei hormoneller Migräne geeignet. Bei Kopfschmerzen ausgelöst durch zu hohen Blutdruck. Wird verwendet bei allen Arten von Verdauungsstörungen, deshalb auch bei Übelkeit und Erbrechen bei Migräne.

Dauer: Gut 45 Sekunden kräftig drücken.

Hinweis: Nicht anwenden während der Schwangerschaft.

**Gallenblase 11 – Touqiaoyin – Das ins Yin eindringen lässt**

Lage: Der Punkt ist an der Übergangsstelle zwischen Schädel und Halsbereich hinter dem Ohr innerhalb des Haaransatzes zu finden – mehr oder weniger parallel zum Hinterrand des Ohres. Er lässt sich mittels Akupressur einseitig oder beidseitig massieren.

Wirkung: Er verringert Steifheit und Schmerzen im Nackenbereich (HWS-Syndrom) sowie Spannungsgefühle und auch pulsierende Kopfschmerzen, stechende Schmerzen im Kopf und die Unfähigkeit, sich zu bewegen (Vorsicht: Notfall ausschließen, siehe Seite 14).

Dauer: 30 Sekunden sanft drücken.

**Gallenblase 14 – Yangbai – Yang-Weiß**

Lage: Im Bereich der Stirn, 1 Daumenbreite (1 cun) oberhalb der Mitte der Augenbraue, direkt oberhalb der Pupille, wenn die Augen geradeaus blicken.

Wirkung: Dieser Akupressurpunkt wirkt als lokaler Punkt bei Kopfschmerzen, wenn sie im Verlauf des Gallenblasen-Meridians sind, also seitlich an den Schläfen. Er wirkt aber auch bei (einseitigem) Stirnkopfschmerz, Schmerzen im Augapfel, Brennen der Augen, Zucken des Augenlids, Übelkeit, Brechreiz, innerem Frieren.

Dauer: 30 bis 45 Sekunden sanft drücken.

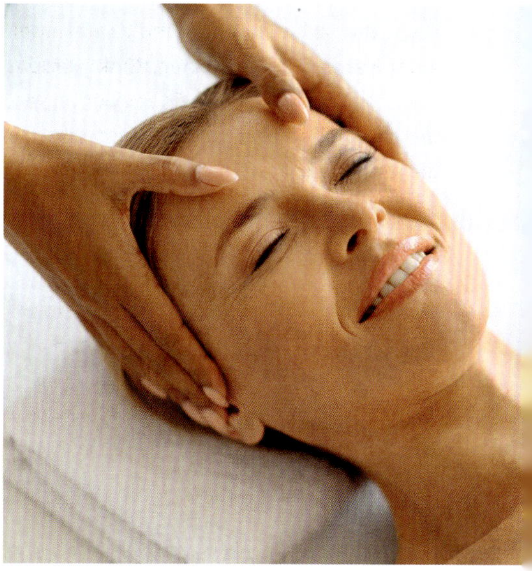

# MUSKELGRUPPEN DEHNEN – KÖRPERHALTUNG KORRIGIEREN

Der Nacken ist insbesondere bei Kopfschmerz- und Migränebetroffenen oft sehr verspannt. Bewegung ist der Schlüssel, um eine Fehlhaltung zu korrigieren und Muskelverspannungen aufzulösen. Die kurzen Übungsabfolgen können Sie schnell und ohne großen Aufwand durchführen.

## Muskeln: Struktur und Funktion

Muskeln sorgen dafür, dass wir uns bewegen und Kraft ausüben können. Sie ermöglichen die aufrechte Körperhaltung, schützen unsere Organe und produzieren Wärme. Die sogenannte Skelettmuskulatur kommt überall dort vor, wo knöcherne Strukturen und andere Gewebearten bewusst bewegt werden können. Wir können beispielsweise den Kopf wenden, ihn senken oder heben. Die Befestigung des Muskels am Knochen erfolgt über Sehnen.
Faszien sind Bindegewebsstrukturen, die die Muskeln – ähnlich wie die weißen Häutchen das Fruchtfleisch einer Orange – umhüllen. Sie bestehen aus Kollagenfasern. Verspannungen des Nackens und rund um die Halswirbelsäule gehen oft auf verkürzte Faszien zurück. Damit verändert sich meist auch die Körperhaltung. Mit den richtigen Übungen können Sie Nackenschmerzen bis zu einem gewissen Grad selbst behandeln.

### Hinweise zur Übungsdurchführung

Die Übungen sind für alle Altersgruppen und damit bei entsprechender Anleitung auch für Kinder geeignet. Seien Sie achtsam: Beginnen Sie langsam und mit kleinem Bewegungsradius. Reduzieren sich Ihre Beschwerden, können Sie den Bewegungsradius erweitern. Verstärken sich während einer Übung die Schmerzen, beenden Sie die Übung sofort und konsultieren Sie einen Facharzt. Dieser kann Schäden an Nerven, Wirbelkörpern oder Rückenmark ausschließen.

## Übungen bei akuten Nackenschmerzen

Die Übungen ermöglichen eine sanfte Mobilisierung der Halswirbelsäule und eine Lockerung der umgebenden Muskulatur. Ergänzend dazu können Wärmeanwendungen im Bereich des Nackens durchgeführt werden (siehe Heublumensack, Seite 102).

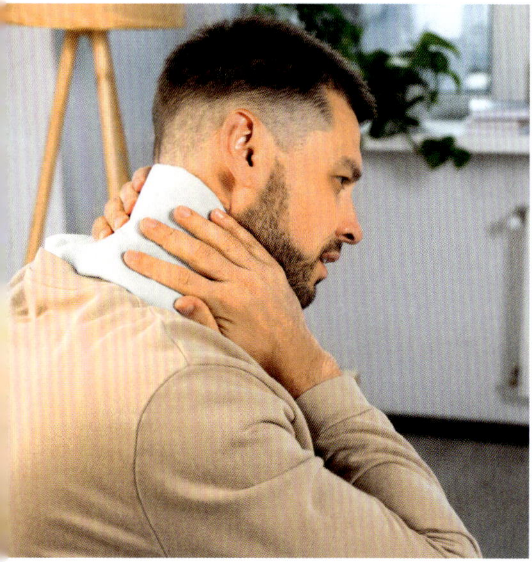

**Schulterkreisen**

Zielvorgabe: Lockern der Schultern. Schulterkreisen ist eine einfache, aber sehr effektive Übung, die für Entspannung im Schulterbereich sorgt. Sie vertieft die Atmung und lockert Verspannungen im Bereich des Nackens und der oberen Rückenmuskulatur.

Ausgangsposition: Aufrecht sitzen oder stehen, der Rücken ist dabei gerade. Den Bauch anspannen, die Arme hängen locker neben dem Körper.

Durchführung: Beide Schultern zunächst 10- bis 15-mal langsam gleichzeitig vorwärts kreisen, danach 10- bis 15-mal rückwärts. Das entspricht einem Satz. Versuchen Sie dabei, möglichst große Kreise zu ziehen. Verzichten Sie auf ruckartige Bewegungen.

Wiederholung: 2- bis 3-mal den Satz.

Varianten: Schultern einzeln vorwärts kreisen. Schultern einzeln rückwärts kreisen, dabei möglichst große Kreise machen. Mit ausgestreckten Armen kreisen: erst vorwärts, anschließend rückwärts, zum Schluss gegengleich.

**Dehnen der oberen Rückenmuskulatur**

Zielvorgabe: Das Dehnen reduziert die Spannung der Muskulatur zwischen den Schulterblättern und entlang der oberen Wirbelsäule.

Ausgangsposition: Aufrecht sitzen oder stehen, der Rücken ist dabei gerade. Die Hände ineinander verschränken und die Handflächen vom Gesicht weg nach vorne drehen.

Durchführung: Die Arme jetzt kurz vollständig durchstrecken, sodass beide Schulterblätter nach vorne ziehen. Nacken beugen und Kopf nach vorne unten hängen lassen. Das Kinn zieht in Richtung Brustbein. Strecken Sie nun die Schultern und die Arme nach vorne unten. Spüren Sie die Dehnung zwischen Ihren Schulterblättern.

Dauer/Wiederholung: Halten Sie die Dehnung für mindestens 30 Sekunden

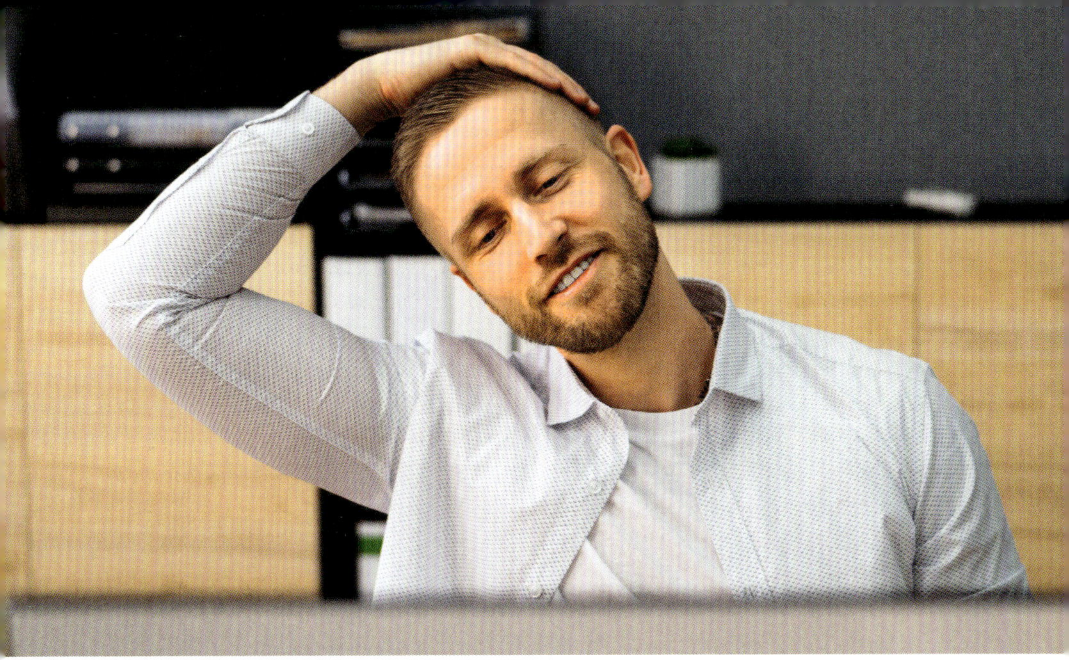

und wiederholen Sie die Übung 2- bis 3-mal mit einer Pause von 30 Sekunden.

## Übungen bei chronischen Nackenschmerzen

Lassen Sie vorab durch einen Physiotherapeuten oder eine Ärztin Ihr Muskelskelettsystem durchsehen. Sie können die Übungen aus dem letzten Abschnitt auch bei chronischen Nackenschmerzen anwenden. Ergänzend dazu helfen Wärmeanwendungen wie der Heublumensack (Seite 102).

### Dehnen der seitlichen Nackenmuskulatur („Kapuzenmuskel")

Zielvorgabe: Durch Dehnung im seitlichen Halsbereich soll eine Entspannung der Schulter-Hals-Muskulatur erreicht werden. Der Kapuzenmuskel (Musculus trapezius pars descendens) ist einer der wichtigsten Muskeln bei Verspannungen im Nackenbereich.

Ausgangsposition: Setzen Sie sich auf einen Hocker oder Stuhl, die Beine sind leicht gespreizt. Die Füße stehen etwas mehr als schulterbreit fest auf dem Boden.

Durchführung: Strecken Sie die Wirbelsäule, indem Sie den Scheitel des Kopfes nach oben schieben. Senken Sie beide Schultern zum Boden, das Kinn ist leicht eingezogen (Doppelkinn). Neigen Sie jetzt den Kopf so weit wie möglich zur linken Seite in Richtung Schulter, ohne ihn zu drehen. Den gegenüberliegenden

Arm in Richtung Fußboden schieben, bis Sie eine Dehnung im Bereich der seitlichen Nackenmuskulatur spüren. Atmen Sie gleichmäßig ein und aus. Wechseln Sie anschließend zur anderen Seite.
Dauer/Wiederholung: Halten Sie diese Dehnung für etwa 30 Sekunden und wiederholen Sie die Übung 2- bis 3-mal mit einer Pause von 30 Sekunden dazwischen.
Variante: Wenn Sie die Dehnung verstärken möchten, legen Sie die freie Hand auf den Kopf ab und erhöhen Sie damit den Zug.
Hinweis: Wichtig ist, die Übung langsam und behutsam auszuführen. Vermeiden Sie ruckartige Bewegungen. Wenn Symptome wie Schwindel oder Kribbelempfindungen im Arm auftreten, die Übung abbrechen.

**Dehnen der hinteren Nackenmuskulatur**

Zielvorgabe: Die hintere Nackenmuskulatur ist kräftig ausgebildet, da sie ein Nach-vorne-Fallen des Kopfes verhindert und somit auch ständig beansprucht wird. Gewohnheitsmäßig nehmen viele Menschen eine Kopfhaltung mit vorgeschobenem Kinn ein, was die hintere Nackenmuskulatur unter Dauerspannung setzt. Die Übung soll dies verhindern.
Ausgangsposition: Setzen Sie sich auf einen Stuhl. Die Beine sind leicht gespreizt und die Füße stehen etwas mehr als schulterbreit fest auf dem Boden.
Durchführung: Strecken Sie die Wirbelsäule, indem Sie den Scheitel des Kopfes nach oben schieben. Umfassen Sie Ihren Hinterkopf mit beiden Händen und schauen Sie nach unten. Senken Sie beide Schultern in Richtung Boden, ziehen Sie Ihr Kinn Richtung Brustbein und drücken Sie den Hinterkopf leicht nach hinten gegen die Hände. Beugen Sie nun den Kopf unter leichtem Zug der Hände in Längsrichtung der Halswirbelsäule nach vorne. So wird der Nacken lang gestreckt. Atmen Sie gleichmäßig ein und aus. Spüren Sie die Dehnung im oberen Bereich des Nackens.
Dauer/Wiederholung: Halten Sie die Spannung für etwa 30 bis 40 Sekunden. Für diese Übung sind zwei bis drei Wiederholungen sinnvoll.

**Kiefer entspannen**

Zielvorgabe: Kiefer lockern. Nackenprobleme und Kopfschmerzen können Folgen einer Muskelverspannung im Kiefer sein. Insbesondere wer nachts mit den Zähnen knirscht, kann dadurch einen viel zu starken Druck auf die Kaumuskulatur ausüben. Die Kiefermuskulatur verkrampft, was zu Nacken- und Kopfschmerzen führen kann.
Ausgangsposition: Sitzen oder Stehen.
Durchführung: Die Kiefermuskeln vor der Dehnung anspannen, indem Sie Ihre Zähne zusammenbeißen. Halten Sie die Position für 10 Sekunden.

Öffnen Sie langsam den Mund. Ziehen Sie nun mithilfe der Hände die obere und untere Zahnreihe so weit auseinander, bis Sie eine Dehnung der Kaumuskeln wahrnehmen.

Dauer/Wiederholung: Halten Sie die Dehnposition 20 bis 30 Sekunden, wiederholen Sie diese Übung 2- bis 3-mal.

Variante: Mundraum massieren. Unterhalb der Wangenknochen liegt der Kaumuskel. Sie ertasten ihn, wenn Sie den Mund öffnen. Massieren Sie den Kaumuskel von außen, indem Sie jeweils drei Finger rechts und links auf dem Muskel platzieren und einen sanften Druck ausüben. Lassen Sie die Finger ein wenig kreisen und erhöhen Sie etwas den Druck, um Verspannungen effektiver zu lösen.

Hinweis: Zähneknirschen kann auch durch Zahnfehlstellungen bedingt sein. Kontaktieren Sie gegebenenfalls Ihren Zahnarzt, denn auch Aufbissschienen können den Kiefer entspannen.

**Schläfenmuskel massieren**

Zielvorgabe: Auch die Massage Ihres Schläfenmuskels kann den Kiefer entspannen. Eine Verspannung des Muskels kann Kopf- und Kieferschmerzen sowie schmerzende Zähne verursachen.

Ausgangsposition: Eine bequeme Position im Sitzen einnehmen.

Durchführung: Legen Sie die Fingerspitzen an das Jochbein, das beidseits am seitlichen Rand der Augenhöhle liegt. Um zu prüfen, ob die Finger wirklich auf dem Schläfenmuskel liegen, pressen Sie die Zähne zusammen, und spüren Sie, wie sich der Muskel unter Ihren Fingern zusammenzieht. Massieren Sie den Bereich sanft mit kreisenden Bewegungen. Erhöhen Sie allmählich den Druck, indem Sie fester auf den Bereich drücken.

Variante: Das Jochbein wie oben massieren und die Bewegung bis an den Haaransatz ausstreichen.

Dauer: Führen Sie diese Bewegungen bis zu 5 Minuten lang aus.

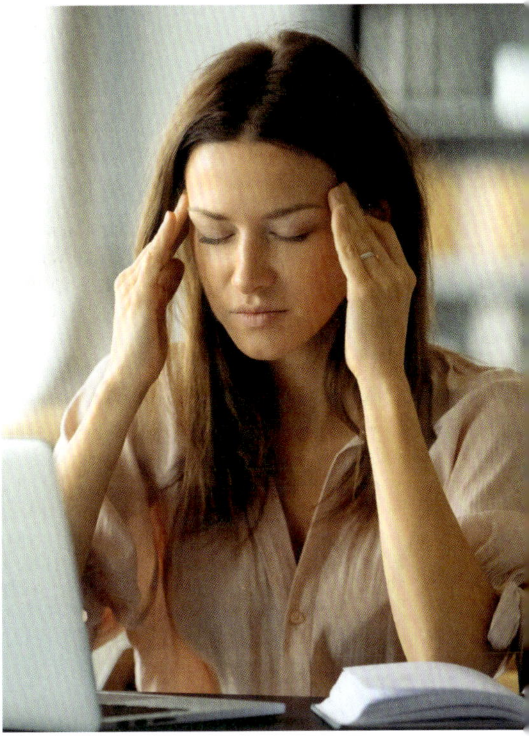

# LITERATUR


**Andrade, C.,** Ginger for Migraine. J Clin Psychiatry. 2021 Nov30;82(6):21f14325.

**Azizi, H. et al.,** Effects of Valeriana officinalis (Valerian) on tension-type headache: A randomized, placebo-controlled, double-blind clinical trial. Avicenna J Phytomed. 2020 Mai-Jun;10(3):297–304.

**Borlak, J. et al.,** Petasites for Migraine Prevention: New Data on Mode of Action, Pharmacology and Safety. A Narrative Review. Front Neurol. 2022 Apr 26:13:864689.

**Cavestro, C. et al.,** Alpha-Lipoic Acid Shows Promise to Improve Migraine in Patients with Insulin Resistance: A 6-Month Exploratory Study. J Med Food. 2018 Mar;21(3):269–273.

**Chen, L. et al.,** The efficacy of ginger for the treatment of migraine: A meta-analysis of randomized controlled studies. Am J Emerg Med. 2021 Aug:46: 567–571.

**Dhole, P. et al.,** Evaluation of serum vitamin B12 levels and its correlation with clinical presentation in patients with trigeminal neuralgia. J Oral Biol Craniofac Res. 2022 Nov-Dec;12(6):843–846.

**Domitrz, I. et al.,** Magnesium as an Important Factor in the Pathogenesis and Treatment of Migraine—From Theory to Practice. Nutrients. 2022 Mar; 14(5):1089.

**Fili, M. et al.,** Nutrients to Improve Mitochondrial Function to Reduce Brain Energy Deficit and Oxidative Stress in Migraine. Nutrients. 2021 Dec; 13(12): 4433.

**Kelishadi, M.R. et al.,** The beneficial effect of Alpha-lipoic acid supplementation as a potential adjunct treatment in episodic migraines. Sci Rep. 2022 Jan 7;12(1):271.

**Maghbooli, M. et al.,** Comparison between the efficacy of ginger and sumatriptan in the ablative treatment of the common migraine. Phytother Res. 2014 Mar;28(3):412-415.

**Nematgorgani, S. et al.,** B vitamins and their combination could reduce migraine headaches: A randomized double-blind controlled trial. Curr J Neurol. 2022 Apr 4; 21(2): 105–118.

**Peng, C. et al.,** Association between the prognostic nutritional index and severe headache or migraine: a population-based study. Nutr Neurosci. 2023 Dec;26(12):1202–1211.

**Shaik, M.M. et al.,** Vitamin Supplementation as Possible Prophylactic Treatment against Migraine with Aura and Menstrual Migraine. Biomed Res Int. 2015; 2015: 469529.

**Usai, S. et al.,** Gingkolide B as migraine preventive treatment in young age: results at 1-year follow-up. Neurol Sci. 2011; 32(Suppl 1):197–199.

**Visser, E.J. et al.,** Reduction in Migraine and Headache Frequency and Intensity With Combined Antioxidant Prophylaxis (N-acetylcysteine, Vitamin E, and Vitamin C): A Randomized Sham-Controlled Pilot Study. Pain Pract. 2020 Sep;20(7):737–747.

# SACHREGISTER

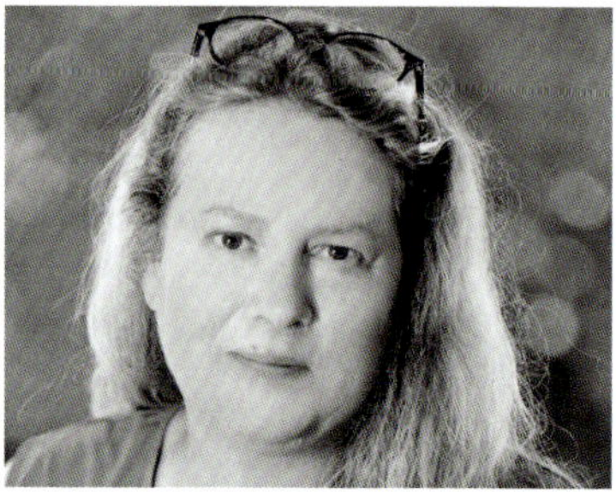

## ZUR AUTORIN

**Claudia Ritter** ist Heilpraktikerin und betreibt eine eigene Praxis in Weiden in der Oberpfalz. Kopfschmerzen und Migräne gehören dabei zu ihren Behandlungsschwerpunkten.
Seit 2010 veröffentlicht sie Beiträge in naturheilkundlichen Fachzeitschriften, u. a. in *Der Heilpraktiker, Die Hebammenzeitschrift, naturheilkunde-journal* und *Deutsche Heilpraktiker-Zeitschrift.*
Ebenso ist sie seit 2013 als Buchautorin tätig. Einige ihrer Bücher zur Pflanzenheilkunde wurden bereits in mehrere Sprachen übersetzt.
2020 wurde sie zum Mitglied der Kommission E berufen, einer wissenschaftlichen Sachverständigenkommission für pflanzliche Arzneimittel.

## IMPRESSUM

**Hinter jedem tollen Buch steckt ein starkes Team**

Projektleitung: *Nadine Widl*
Lektorat: *Melanie Hartmann*
Covergestaltung: *Ina Zimmermann*
Umschlaggestaltung und Satz: *Dorothee Griesbeck*
Autorenfoto: *Altstadtatelier Argauer, Weiden*
Weitere Fotos: *Shutterstock*
Herstellung: *Frank Jansen*
Producing: *Jan Russok*
Druck & Bindung: *optimal media GmbH, Röbel*



1. Auflage 2024

Kaiserstraße 14 b
D-80801 München
ISBN: 978-3-96584-478-0

## HINWEIS

Die Ratschläge in diesem Buch wurden mit größter Sorgfalt von Autorin und Verlag erarbeitet und geprüft. Eine Garantie kann jedoch nicht übernommen werden. Ebenso ist eine Haftung der Autorin bzw. des Verlags und seiner Beauftragten für Personen-, Sach- oder Vermögensschäden ausgeschlossen. Erkrankungen mit ernstem Hintergrund gehören in ärztliche Behandlung! Bei bereits bestehenden Beschwerden kann das Buch daher keinen fachärztlichen Rat ersetzen.

## LIEBE LESERINNEN, LIEBE LESER,

wie schön, dass Sie ein Buch von ZS in den Händen halten. „Jetzt leben!“ ist das Motto unseres Verlages. Es steht für Genuss und Inspiration, Unterstützung und Motivation. Ob Kulinarik oder Fitness, Gesundheit oder Lebenshilfe – seit über 30 Jahren bieten wir kompetente Ratgeber für (fast) alle Lebenslagen. Wir lieben Tradition genauso wie Innovation – sie treiben uns an. Unsere Autorinnen und Autoren sind Menschen, die zu ihrem Thema wirklich etwas zu sagen und zu schreiben haben. Unsere Produkte sind erzählerisch, appetitmachend und als gedruckte Bücher haptisch echte Erlebnisse. Für Sie mit ganz viel Liebe gemacht! Entdecken Sie mehr aus unserer wunderbaren Welt!

## UNSER VERLAGSHAUS

Mit Standorten in Hamburg und München zählt die Edel Verlagsgruppe zu den größten unabhängigen Buchanbietern Deutschlands. Zur Gruppe gehören die Verlage Dr. Oetker Verlag, Edel Sports, KARIBU und ZS.

**ZS - Ein Verlag der Edel Verlagsgruppe**
**www.zsverlag.de**
**www.facebook.com/zsverlag**
**www.instagram.com/zsverlag**

## FÜR DIE UMWELT

ZS unterstützt bei der Produktion dieses Buches das Projekt „Junge Riesen für die nächsten 100 Jahre“ im Naturpark Nossentiner/Schwinzer Heide. Damit wird ein Anteil der unvermeidbaren $CO_2$-Emissionen im direkten Umfeld des Produktionsstandortes kompensiert.

PARTNER
Naturpark Nossentiner / Schwinzer Heide
www.optimal-media.com/naturschutzprojekt-001

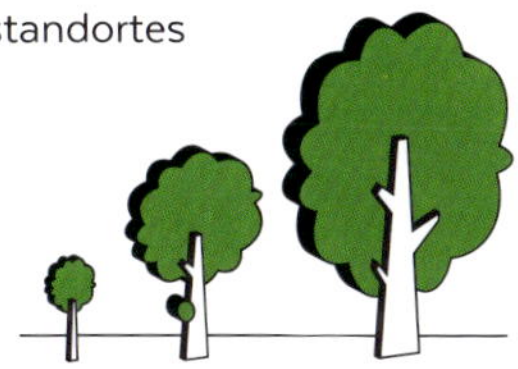

## NEWSLETTER

Was koche ich heute Feines? Und wie geht das – schmackhaft und gesund? Melden Sie sich jetzt zum ZS-Genuss-Service an und verpassen Sie keine kulinarischen und gesundheitlichen Trends mehr.
Wir informieren Sie regelmäßig über unsere Neuerscheinungen, Aktionen oder Gewinnspiele und verraten Ihnen unsere Lieblingsrezepte!

GEWINNEN

Unter allen Neuabonnierenden verlosen wir jeden Monat eine *ZS-Genuss-Box* im Wert von 75,00 €.

Jetzt anmelden unter:
***www.zsverlag.de/newsletter***

oder den QR Code scannen:

ANMELDEN!

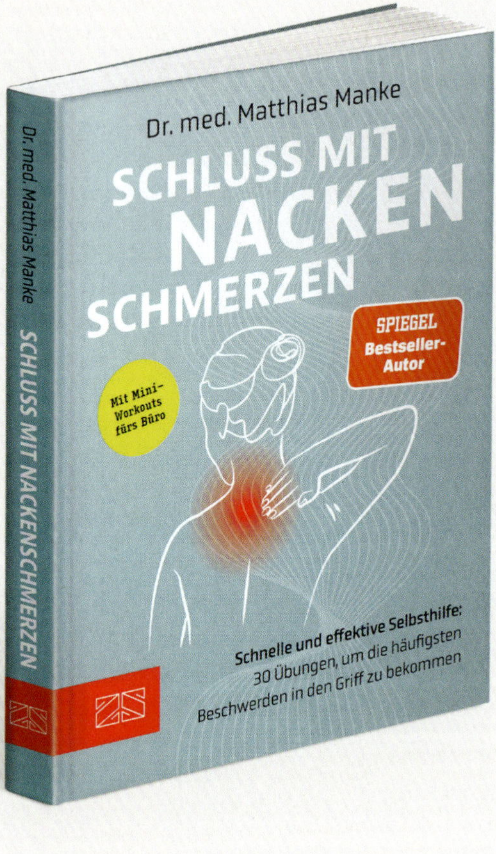

Dr. med. Matthias Manke
SCHLUSS MIT NACKEN SCHMERZEN
SPIEGEL Bestseller-Autor
Mit Mini-Workouts fürs Büro
Schnelle und effektive Selbsthilfe: 30 Übungen, um die häufigsten Beschwerden in den Griff zu bekommen
Dr. med. Matthias Manke SCHLUSS MIT NACKENSCHMERZEN